眠りで子どもは変わる

―健康な子どもを育むメソッド―

［著］Sharon Moore

［監訳］日本小児口腔発達学会／井上敬介

［訳］小川裕一郎／川島大輝／佐藤泰隆／佐藤 涼／鈴木隆太郎／山口陽子／渡邊有沙／渡邉一樹

クインテッセンス出版株式会社 2023

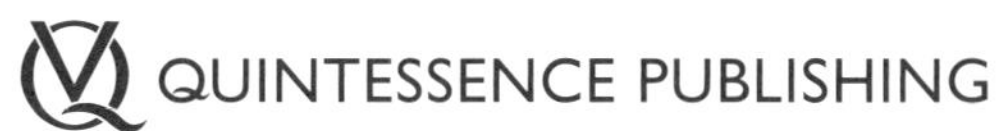

Berlin | Chicago | Tokyo
Barcelona | London | Milan | Mexico City | Paris | Prague | Seoul | Warsaw
Beijing | Istanbul | Sao Paulo | Zagreb

Sleep Wrecked Kids

Helping Parents Raise Happy, Healthy Kids,
One Sleep at a Time by Sharon Moore

Published in New York, New York, by Morgan James Publishing. Morgan James is a trademark of Morgan James, LLC. www.MorganJamesPublishing.com

ISBN 9781642793963 paperback
ISBN 9781642793970 eBook
Library of Congress Control Number: 2018914371

Cover Design by:
Designerbility

Disclaimer

The material in this publication is of the nature of general comment only, and does not represent professional advice. It is not intended to provide specific guidance for particular circumstances and it should not be relied on as the basis for any decision to take action or not take action on any matter which it covers. Readers should obtain professional advice where appropriate, before making any such decision. To the maximum extent permitted by law, the author and publisher disclaim all responsibility and liability to any person, arising directly or indirectly from any person taking or not taking action based on the information in this publication.

この本を、私の人生に大きな影響を与えてくれた人たちに捧げます

夫のアンドリュー

息子のマックスとサム

メラノーマとの闘いの末、2018年2月12日に他界した

父のパトソン・ジョン・ブルックス

『Sleep Wrecked Kids』
翻訳版の刊行にあたって
～親愛なる読者の皆様へ～

この度は『眠りで子どもは変わる』と題された、心に響く一冊を手に取ってくださり、深く感謝いたします。

眠れない夜。子どもたちの疲れた目。それを見ながら悔しくて涙が出るお母さんたち。この本は、そんな深刻な悲しみに光をもたらすためのものです。Sharon Moore氏の『Sleep Wrecked Kids』を訳したこの本は、眠れない子どもたちの心の叫びを理解し、彼らに寄り添うための知識と支えを提供します。

私たちが目撃する、「眠れない子どもたち」の痛みは切実です。夜ごとに繰り返される彼らの闘いは、家庭全体に影響を及ぼします。私たちができることは、彼らに寄り添い、理解と支えを持って接することです。

日本小児口腔発達学会の監修のもと、情熱を持って翻訳に取り組んだチームとともに、この本が日本の読者に届くことを心からうれしく思います。一人でも多くの眠れない子どもたち、そして彼らを愛する家族が、この本を通じて安らぎと解決策を見出せることを切に願っています。

お母さんたち、そしてすべてのご家族の皆様、あなたたちの愛と努力は計りしれません。本書が、少しでも皆様の負担を軽くし、子どもたちの眠りの道を開くお手伝いができれば、これ以上の喜びはありません。

心から感謝し、この旅に一緒に参加してくださることを願って。

2023年7月

井上敬介

推薦の言葉

3人の子どもを持つ親として、私は睡眠と子どもにまつわる会話は危険なものだと感じてきました。子どもにとって何がベストなのか、実にさまざまな考え方があると思っていたからです。本書は、そんな混乱を断ち切り、よい睡眠が子どもの健康と成長に不可欠な理由と、そのために親ができることを説明しています。

本書のユニークな点は、子どもの上気道と睡眠の質との関連に焦点を当てていることです。本書を読むまで、私は気道の健康であったり、それが子どもや私自身の睡眠の問題に影響を及ぼしていることについて、ほとんど考えてきませんでした。多くの子ども向けの睡眠本は、行動や日課だけに焦点を当てていますが、それはほんの一部にすぎません。本書には、親が呼吸の問題を特定するためのアドバイスや、気道を健康にするためのエクササイズ、睡眠関連疾患に関して専門家へ相談したい場合のポイントなどが満載です。

著者のシャロン・ムーア氏は、親子が必要な睡眠を取れるように手助けすることに、卓越した情熱を持っています。我が家でも本書を読んでから、いくつかの変化がありました。よりよい睡眠の恩恵を受けられることを期待しています！

ジェニー・リドル
鼻を鳴らしながら眠る3人の子どもの親であり、軽度のいびきの持ち主

シャロン・ムーア氏は本書の中で、子どもの睡眠の必要性と睡眠不足がもたらす結果を説明し、子どもたちが質の高い生活を送るうえで必要な睡眠をとる方法を読者に示しています。

シャロン氏はまず、子どもの睡眠を改善するために、子どもの日課や環境を最適化する行動学的アプローチをとっており、そして、健康な気道を作るために口腔筋機能療法が果たす役割について説明しています。これは非常に重要なトピックです。科学的根拠に基づいたデータによると、閉塞性睡眠時無呼吸の治療において、口腔筋機能療法は気道を広げるうえで非常に重要な役割を果たしています。この手法は体に害がない方法です。

子どもの健全な発育のために、睡眠の重要性に関連するあらゆる側面を明瞭かつ詳細に取り上げており、この分野における著者の豊富な専門知識が盛り込まれています。本書は、よりよい睡眠のためのヘルスケア分野における宝物であることは間違いありません。

エステル・マンデルバウム・ゴンサルベス・ビアンチーニ(SLP, PhD)
教皇庁立サンパウロ・カトリック大学大学院教授
ブラジル睡眠学会SLP委員会コーディネーター

私自身、言語聴覚士として、他の症状に関連した睡眠関連疾患を持つ患者を治療していますが、本書は、図表、質問表、引用、統計などが読みやすく、とても役に立つと感じました。アレルギーや上気道の問題を抱える子どもたちは、行動や教育に問題があると誤診されることが多いのですが、実際には、アレルギーや、夜間呼吸に影響する解剖学的、生理学的、心理学的要因が原因である可能性が高いです。

シャロン氏が、親と専門家のために本を書いたことに賛辞を送りたいと思います。この本は、すべての専門医の待合室や、親同士が集まり、分かち合い、支え合うすべての施設に置かれるべきだと感じます。

リシア・コセアニ・パスケー(MS, CCC-SLP)
言語聴覚士、カリフォルニア州ロサンゼルス

本書は、未来の世代ができる限り健康になるための指針となるでしょう。子どもの適切な成長と発達、そして健康のあらゆる側面における睡眠の重要性を軽視してはいけません。本書は、適切な気道の発達を可能にし、それによって適切な歯の発育を促す方法を親に伝える助けとなるものです。これにより、薬物療法や外科手術、歯科矯正を繰り返し、原因ではなく症状を治療しているという現代社会の多くの問題が改善されることを期待しています。

昨今、歯科医師はむし歯、歯周病、あご(顎関節)の痛み、さらには睡眠関連疾患といった問題に取り組んでいます。これらの問題の多くに効果的な治療法は、体の正常な機能や発達を妨げるお口の悪習癖を取り除き、適切な呼吸や咀嚼、嚥下を身につけることです。歯科衛生士としての私の仕事は、歯の病気を予防することです。多くの問題に対する答えがこの本にあると感じています。

ジョイ・モーラー(RDH, BS USA)
歯科衛生士、口腔筋機能療法士
AOMTの創設者であり、口腔筋機能療法インストラクター

睡眠と呼吸は単純なことのように思えますが、睡眠関連疾患や呼吸障害を抱える子どもとその家族をサポートすることは、非常に難しいと感じられます。シャロン・ムーア氏は、機能障害、発達への影響、何もしないことがもたらす結果、援助の見つけ方について説明し、親が理解しやすい方法で最新のデータを共有しています。患者やその家族と共有するのがとても待ち遠しいです

リンダ・ドノフリオ(MS, CCC-SLP)

本書は、親や専門家にとって本当に必要な本であると感じます。睡眠に問題を抱える赤ちゃんや子どもは、かつてないほど増えていて、これらの障害は通常、気道の発達や呼吸パターンの乱れに関連しています。中にはお腹の中から始まる問題もあります。

それ以外にも、現在の育児習慣に関連していると思われる構造的・機能的な障害もみられます。たとえば、多くの赤ちゃんが起きている時間の大半を仰向けで過ごすことで、基礎的な姿勢の確立や適切なあごの成長を妨げています。さらに、哺乳瓶やスパウト付きのコップ、おしゃぶりは、口や気道の発達を妨げるようです。そのうえ、こうした習慣のために、私たち人間にエピジェネティックな変化が起きている可能性が高いといわれています。

シャロン・ムーア氏は本書で、これらの重要な問題を取り上げています。子どもの気道障害と睡眠関連疾患の原因と解決策について、時間をかけて説明してくれたシャロン氏に感謝したいと思います。

ダイアン・バール(MS, CCC-SLP, CIMI)
哺乳、発語、口の発育に関する国際的な専門家
著書『Nobody Ever Told Me(orMyMother) That!: Everything from Bottles and Breathing to Healthy Speech Development』

赤ちゃんが生まれるとき、そして生まれる前から、両親の大きな心配事のひとつに、「赤ちゃんはぐっすり眠ってくれるだろうか？」ということがあります。今日、臨床医や研究者の間では、睡眠関連疾患が子どもの脳や行動の発達に悪影響を及ぼすことがわかっています。

親は、何かがおかしいという最初の兆候を見極める重要な役割を担っています。本書は、親がこれらの兆候を認識し、何ができるかを明確に示しています。この本は、すべての子どもたちの気道、歯、行動の発達を促進するための重要な手引書です。口腔筋機能戦略および介入プログラムは、単純ではありますが、最近の研究が示すように、睡眠呼吸障害の効果的で補助的な治療法です。本書は、すべての読者が睡眠と呼吸の行動をよりよく理解し、よりよい健康を促進するための行動を実行できるよう、明確でありながら厳密な表現を用いています。

父親として、言語聴覚士(SLP)として、そして研究者として、私が言えることはただひとつ！ シャロン・ムーア、おめでとう！ あなたの著書は、親とさまざまな分野の臨床医にとってすばらしいリソースとなることでしょう。SLP、医科・歯科関係者は皆、この本を読むことで恩恵を受けることができるでしょう。

リカルド・サントス(SLT, MSc, PhD)
言語聴覚士
ポルトガル顎関節症・口腔顔面痛学会共同設立者

若い世代の父親として、息子たちが小さかった頃にこの本があればよかったと思います。よりよい親になるために1冊だけ本を読むとしたら、それはこの本に違いないでしょう。睡眠が大切であることは知っていましたが、睡眠の問題が短期的にも長期的にも及ぼす本当の影響については知りませんでした。また、それを見極めることもできていませんでした。

今にして思えば、私が睡眠について理解していなかったために、多くの不必要な怒りを経験したのだと思います。本書が提供する知識と実践的なアドバイスがあれば、家族全員をもっとうまくサポートし、育てることができたと感じます。

本書に書かれている学術的な厳密さと研究の深さには驚かされますが、私のような親にはとても読みやすく明快でした。この本にはただただ説得力があり、子どもたち、そして私たち自身の間に明らかに蔓延しつつある睡眠の問題に、普段これほどまでに焦点が当てられていないことに驚きを隠せません。ぜひ、自分自身と愛する人のために、この本を何度も読み、アドバイスに耳を傾け、行動してください。私もそうしたかったと思っています。

チャールズ・バビロン
後悔する父親

目次

目次

目次

日本語版発刊によせて

睡眠が悪いと、文字通りよいことは何もありません。

原著『Sleep Wrecked Kids』を2018年に出版したとき、すべての子どもの24%、2歳未満の35%が、睡眠に問題を抱えていると書きましたが、現在の数値はもっと高いと思われます。複数の研究により、私たちは依然として世界的な睡眠健康の危機に直面していることが明らかになりました。さらに、子どもの睡眠の問題の80%以上は、見逃されているそうです。2019年の「オーストラリア人の睡眠健康に関する議会調査」では、子どもの35%がいびきをかいていることがわかりました。これは、習慣性いびきの中央値である10〜12%よりも高く、健康に影響を及ぼしている子どもの割合は最大で27%に上るといわれています。

しかし、私は睡眠の研究が増えることで、より希望を持てるようになると考えています。研究が進むということは、子どもの睡眠の問題が、いかに一般的で、いかに深刻なのかを認識してもらうことができるからです。学術界や医学界が睡眠不足を深刻に受け止め、その考えが親や家族にも広まることを望んでいます。親や家族は、子どもの睡眠のライフセーバーとなり、長期的な結果を変えることができるすばらしい立場にあります。睡眠の問題は、その原因や程度にかかわらず、早期に発見し治療することが重要です。そのために私たちができることはたくさんあります！

睡眠の問題は、不適切な睡眠習慣によるものか、睡眠関連疾患によるものかにかかわらず、子どもの発達のあらゆる領域(体、精神、社会、感情)に影響を及ぼします。睡眠不足の子どもは、脳の灰白質が小さくなり、それが2年後も持続し長期的な影響を及ぼすのです。必要な睡眠がとれていないと、子どもたちは苦しみますし、必要な睡眠時間を短くするように鍛えることはできないのです。

睡眠に影響を与える呼吸の問題と、その問題が及ぼす行動への影響について、2021年にメリーランド大学医学部が思春期前の子ども1万人を対象に行った研究で、「定期的に(週に3回以上)いびきをかく子どもたちは、脳に構造的変化があり、それが集中力の欠如、多動、学習困難などの行動上の問題と関連している可能性がある」と発表しました。また、短期的、長期的な影響を及ぼすことが複数の研究で示されています。

子どもがいびきをかくと、たとえ酸素濃度が十分でも睡眠サイクルが乱れ、翌日以降、行動や学習における障害が顕著になります。実際、注意欠如・多動症

(ADHD)の子どもにはいびきがよくみられ、そのうちの 25%は閉塞性睡眠時無呼吸(OSA)と考えられます。

睡眠呼吸障害(SDB)は不眠症に次ぎ2番目に多い睡眠関連疾患で、慢性炎症との関連は明らかです。また、最近の研究では、脳血管疾患や動脈硬化の進行は小児期に始まり、慢性炎症の影響を大きく受けていることが明らかとなりました。

2022年に出た論文では、SDBと頭蓋顔面の成長不良の関係について概説され、SDBにつながる解剖学的・機能的異常のあらゆる影響を管理するために、小児科医、耳鼻科医、矯正歯科医、筋機能療法士、睡眠専門医などの多くの専門分野からなるチームの一員として、歯科医師の重要な役割が強調されています。歯科医師は、気道や睡眠の問題に関連する解剖学的な要因を特定することができ、また、定期的な歯科受診の一環として、幼児の頭蓋顔面の発達を継続的にモニタリングすることもできます。歯科医師は、SDBの危険因子である解剖学的および機能的な異常を認識し、その予防を支援することができるのです。

20年間の追跡調査によると、重度のOSAを持つ子どもは成人後の学業成績が低く、肥満と慢性疾患のリスクが高いことが示されています。幼少期の睡眠の問題は、子どもの一生に影響を及ぼします。さらに、学習や行動の問題に加え、言葉の問題がよくみられ、教育や社会的な成果に大きな影響を与えます。

この調査から得られるメッセージは、悲観的なものばかりですが、実は大きな希望に満ちたメッセージでもあります。なぜなら、すべての子どもたちが必要な睡眠を毎晩確保し、健康で幸せになるためにできることはたくさんあるからです。なぜ、事態が悪化するのを待ってしまうのでしょうか？ 子どもたちに待っている余裕はないのです。

「睡眠が悪いと、文字通りよいことは何もありません」

幸いなことに、あなたはこの本を手にしたことで、幸せで健康な子どもを育てるための第一歩を踏み出しています。

『Sleep Wrecked Kids』を翻訳し、睡眠の重要性(とくに幼児にとって)をより多くの人々に伝えてくれた日本小児口腔発達学会に感謝したいと思います。この重要な健康テーマにすべての親が関心を持つことで、私たちは、家族の健康と幸福、さらには世界の健康と幸福を、一晩で変える力を持つのです。

シャロン・ムーア

2023年

序文

子どもの睡眠呼吸障害(SDB)は悩ましいことが多く、それに関連する行動や学校での問題は家族全員のストレスとなります。子どもの閉塞性睡眠時無呼吸(OSA)の重要性が認識され、米国や欧州ではOSAの管理のための診療ガイドラインが作成されています。最近、アジアの小児OSAの専門家らが、アジアにおける小児OSAの管理に関するポジションステートメント(方針)を作成しました。このステートメントの目的は、アジアで働く医師のために、小児OSAの診断と管理における参照基準を提供することです。これは、この健康問題がいかに重要なものとなっているかを示しています。

睡眠関連疾患、とくにSDBについて、親たちや大きなコミュニティの間でより大きな認識を得る必要があります。これは、睡眠が治療可能な健康問題であること、そしてその緊急性と重大性をよりよく理解し、効果的に対処するためのものです。

シャロンは、原著『Sleep-Wrecked Kids』でこの目的に大きく貢献しています。シャロンは言語聴覚士で、小児OSAの治療に長年の経験を有しています。本書でシャロンは、「Sleep-Wrecked Kids(眠れない子どもたち)」に対処するための実践的な提案と事実を紹介しています。睡眠の重要性と、子どもの気道が睡眠の質に与える影響について取り上げ、また、OSAの発症を予防するための対策に注目し、ほとんどの医療従事者や一般の人々には知られていない口腔筋機能療法の利点についても語っています。その中で、OSAの予防に重要な鼻呼吸の重要性についても強調しています。

本書は、お子さんの睡眠の問題と、それに対処するための簡単なステップを明らかにしてくれる読みやすい本であり、睡眠に悩む子どもとその家族にとって大きな違いをもたらすでしょう。

ダニエル・ン(MBBS, MD)
アジア小児呼吸器学会創立会長

はじめに

サリーは睡眠に問題があるようです。

彼女は寝ている間、つねに口呼吸で、一晩中寝返りを打っており、呼吸が止まったり自分の荒い鼻息で目を覚ましたりすることがあります。彼女はもともと一人で寝ていたのですが、怖い夢をみて目が覚めることが多いので、父親か母親のどちらかが一緒にベッドに入って寝ることにしています。しかし、サリーは寝返りを打ったり、いびきをかいたり蹴ったりするので、隣で寝る親はほとんど眠れません。そのため、両親は順番に睡眠をとっています。サリーの寝室の隣りのオフィスで母親が残業をしていると、サリーが寝返りを打って壁にぶつかる音が1時間に3回も聞こえてくるほど、サリーは落ち着いて眠れていないのです。さらに、枕カバーにはつねによだれがついており、週に2、3回は取り替えなければなりません。

サリーの双子の妹はおねしょをしませんが、サリーは2日に1度くらいおねしょをします。しかも、その後何時間も目を覚まさないことがあるのです。サリーはおねしょをするととても悲しんでしまうので、両親は彼女におむつをはいて寝るように言いました。「愛しているよ」「もうお姉さんだからね」と元気づけようとしますが、残念ながら、これらの行為は彼女をさらに苦しめています。

日中も、サリーは主に口呼吸をしています。鼻声なので、ほとんどの人が彼女の言葉を理解できません。また、サリーは会話のテンポが遅いので、双子の妹がサリーに代わって話をします。両親は鼻洗浄や鼻スプレーを試してみましたが、効果はありませんでした。サリーは愛情深く、いつもみんなを喜ばせたいと思っている素敵な子です。けれども、この睡眠と呼吸の問題は、彼女の集中力に影響を及ぼしており、彼女はいつも疲れきった様子なのです。

サリーにみられるこれらの特徴は、睡眠時無呼吸を持つ子どもによくみられるものです。

困難かつ厄介な睡眠の問題に直面している子どもは、なにもサリーだけではありません。アダム・マンズバック氏の著書『とっとと おやすみ』(子どもの寝かしつけに悪戦苦闘する父親を題材にした異色の絵本)がニューヨーク・タイムズ紙のベストセラーリストで1位を獲得するとは誰も思いもしませんでした[1]。しかし、マンズバック氏の生々しくて正直で面白おかしい詩は、なかなか寝ようとせず、しかも寝不足で不機嫌な子どもたちにイライラし、我慢が限界に達した経験のあるすべての親の心情を的確に捉えていました。実際この本は、私がこの文章を書いている間にも、世界中で150万部以上売れています。

マンズバック氏の著書への反響は、世の中の子どもたちとその親の間で睡眠不足が蔓延していることを明らかにしました。それはデータにおいても示されています。すべての子どもの24%、2歳未満の子どもの35%が睡眠の問題を抱えているのです[2]。心理学者のサラ・ブランデン氏が子どもの睡眠の問題の30〜40%は習慣や行動に関連していると推定しているように、これらの問題は一般的に日中や寝る前の行動が原因であると考えられます[3]。一方で、睡眠の問題の多くは生理学的なものでもあり、長期にわたる影響を及ぼすこともあります。小児睡眠の第一人者であるジュディス・オウエンス氏と心理学者のジョディー・ミンデル氏は、すべての子どものうち25%が幼少期に何らかの睡眠の問題を抱えていると報告しています[4]。

原則として、睡眠の問題によって引き起こされる障害が深刻であればあるほど、症状も重くなります。親は自分の子どもがどうしてこんなに疲れていて、不機嫌なのか不思議に思うかもしれません。なぜ集中できないのか、なぜときに攻撃的になるのか、なぜ学校の成績が悪いのかと疑問に思うかもしれません。また、睡眠の問題があっても、非常に成績のよい子どもたちの場合、うまく育っているようにみえるので気がつきにくいですが、実はベストな状態にはほど遠いのです。親は、自分の子どもはこうであると思い込んでしまっているので、これが本来の姿でないなどとは思いもしません。

それに対し、病気として診断可能な睡眠関連疾患が存在し、その数は90を超えます。睡眠関連疾患のひとつである睡眠呼吸障害(SDB)は、子どもの脳、心臓、血圧、成長、食欲、歯やあごの発育に影響を与える可能性があります[5]。そして、睡眠呼吸障害の中でもとくに深刻なものが閉塞性睡眠時無呼吸(OSA)で

1 Adam Mansbach and Ricardo Cortés, Go the F**k to Sleep, (New York, NY: Akashic Books, 2011).

2 Olivero Bruni, 'Insomnia: Clinical and Diagnostic Aspects', World Sleep Society Conference (Prague, 2017).

3 Sarah Blunden, 'Behavioural Sleep Disorders across the Developmental Age Span: An Overview of Causes, Consequences and Treatment Modalities', Psychology, no. 3 (2012): 249–56, https://doi.org/10.4236/psych.2012.33035.

4 Judith Owens and Jodi Mindell, Take Charge of Your Child's Sleep: The All-In-One Resource for Solving Sleep Problems in Kids and Teens (New York: Marlowe & Co., 2005).

す。OSAの子どもたちは機能不全に陥ったり、眠気と戦ったりしなければならず、行動や学習に大きな問題が生じ、言葉の遅れや不機嫌になりやすいといった問題も生じます。OSAの子どもたちは指示に従うことが難しく、注意欠如・多動症(ADHD)と誤診される確率が5倍高くなります。さらに、OSAの子どもの95%はOSAと疑われることすらありません[6]。

OSAの子どもの95%はOSAと疑われることすらありません。

睡眠の問題の原因や重症度にかかわらず、睡眠不足は生活のさまざまな場面で子どもの能力に影響を及ぼします。なぜなら、睡眠が妨げられるということは、睡眠中に起こる重要な脳の回復プロセスが妨げられるということだからです。

そして、子どもが眠れないということは、親も眠れません。親は我慢ができなくなり、仕事もうまくいかず、なりたいと思う理想の親になることができないのです。

なぜ、誰も何もしないのでしょうか?

多くの親は、子どもたちのいびきや荒い呼吸、夜中に目が覚めるといった症状に気づいても、これらはよくあることだと思い込んでいます。しかし、この思い込みが問題なのです。実は、これらの症状は正常ではありません。たしかによくあることですが、正常ではないのです。

たとえばいびきについては、小児睡眠の専門家であるジム・パパドプロス博士によると、「いびきは、のどに栓をしているようなもので、空気(つまり酸素)が脳に届かなくなる」のだそうです。行動や学習、機嫌にも影響を及ぼします。子どもたちは(たとえ温厚で保育園や学校でうまくやっているようにみえても)何かに集中することに苦労するでしょう。IQテストでは評価が10点下がるという研究結果もあります[7]。鼻声になったり、鼻を鳴らしたりすることがかわいいと思

5 David McIntosh, Snored to Death: Are You Dying in Your Sleep? (Maroochydore: ENT Specialists Australia, 2017).

6 Leila Kheirandish-Gozal, 'Morbidity of OSA in Children', World Sleep Society Conference (Prague, 2017).

7 Jim Papadopoulos, 'Another Sleepless Night', Yahoo7, interview transcript, last edited July 22, 2013, https://au.news.yahoo.com/sunday-night/a/18093130/another-sleepless-night.

うかもしれませんが、実は長期的なダメージを与えている可能性があるのです。

たとえ子どもの問題に気づいたとしても、多くの親は手っ取り早い解決策をみつけたいと思ってしまいます。私たちは皆忙しくて疲れているうえに、睡眠不足の子どもがいると、さらに状況は悪化します。頭の下に枕を敷いていびきを改善しようとしたり、夜中に目が覚めてしまいなかなか寝つけない子どものそばに行き、一緒に寝ることで落ち着かせたりと、簡単な方法を探したくなるのも無理はありません。

適切な援助を得ることは必ずしも容易ではありません。

中には、次のステップに進んで専門家の助けを求める親もいます。しかし、適切な援助を得ることは必ずしも容易ではありません。誰に相談したらよいかわかりにくく、専門家によってアドバイスもまちまちです。睡眠関連疾患の診断は非常に専門的な分野であり、多くの医師や医療従事者ですらそれを認識しておらず、解決方法を知らないほどです。私のクライアントの一人は、オーストラリアとアメリカの23の専門医を訪ねて、彼女の子どもに合った治療法を探したそうです。また別の親は、子どもがいつも疲れているといって、医師のところに連れて行きました。医師のアドバイスは「もっと運動するか、もっとリラックスするようにしなさい」といったもので、睡眠についてはまったく触れられませんでした。専門家の中には、睡眠は重要ではなく、子どもの睡眠は訓練すれば少ない時間で足りるようになると主張する人さえいます。専門家によってアドバイスやアプローチが大きく異なるため、親は誰に耳を傾ければよいのか、何をすればよいのかわからなくなってしまうのです。

当然のことながら多くの親は、睡眠を「難しすぎるもの」としてあきらめてしまいます。中には、親自身が対処法に納得できずに解決策を見出せない家庭もあります。また、「いろいろやってみたけどうまくいかなかったのだから、そういうものなのだろう」と、あきらめのような言葉で自分を納得させる人もいます。

こんなはずじゃなかったのに……

睡眠の問題は深刻であり、その影響は家族に日々の不満をもたらすだけではありません。子どもたちが毎晩必要な休息をとれないでいると、身体的(成長・免疫)、精神的(IQ・集中力・問題解決能力)、情緒的(機嫌・感情のコントロール)、社会的という発達に必要な4つの領域すべてに影響が及びます。つまり、眠れない子どもたちは決してベストな状態にはなれませんし、親も同じなのです。

私が勧めたいことは、あなた自身がお子さんの睡眠のライフセーバーになることです。

あなたができることは何でしょうか？

この本を通して私が勧めたいことは、あなた自身がお子さんの睡眠のライフセーバーになることです。ライフセーバーは危険を察知して泳いでいる人を守り、溺れることを防ぎます。親も同じように、生活のあらゆる場面で子どもを導き、守り、栄養を与え、世話をしています。必要なときには救助もします。

親であるあなたは、お子さんの人生のライフセーバーにもっともふさわしい人物なのです。生まれてから今日まで、毎日お子さんをみてきて、どんなに小さな変化でもいち早く気づいてきたはずです。つまり、睡眠の問題のサインや症状を突き止めるうえで、あなたは最適な立場にいるのです。

しかし、そのようなライフセーバーになるためには、子どもが生まれたときから正しい情報とサポートを得る必要があります。もしお子さんがすでに大きくなっていても、慌てなくて大丈夫です。始めるのに遅すぎることはありません！

本書では、なぜ睡眠が重要なのか、どのようなことに気をつければよいのか、どのようにすれば子どもがぐっすり眠れるようになるのか、子どもの睡眠のすべてを紹介します。これからお話するそれぞれの章で、あなたは多くの発見があるでしょう。

・1章：睡眠の重要性について

まず、なぜよい睡眠が重要なのか、そして悪い睡眠が子どもの行動面、身体面、精神面にどのような影響を与えるのかをお伝えします。また、睡眠不足がもたらす長期的な影響や、次第に大きくなる影響についても触れ、特別支援を必要とする子どもたちの睡眠不足の問題についても取り上げます。

・2章：睡眠を乱す習慣や環境について理解する

最高のライフセーバーになるためには、よい眠りと悪い眠りについて理解し、睡眠の知識を身につけることが必要です。その過程で、よくある睡眠の迷信を覆していきます。この章では、よい睡眠がもたらす作用、睡眠関連疾患がそれを崩壊させる仕組み、そして、睡眠関連疾患ではなく、習慣や環境によって引き起こされる睡眠の乱れについても具体的に紹介します。

・3章：危険信号を見極める

優れたライフセーバーになるためには、子どもが正しい睡眠をとっていないことを示す重要なサインを見逃さないことが大切です。これらのサインは普段からよくみられ、そのうちのいくつかは“顔”に現れます[8]。この章では、子どもが必要な睡眠をとれていないことを示す危険信号を明らかにし、さらなる対策が必要かどうか判断する方法を学びます。

・4章：子どもの睡眠を守るためにできること

もしお子さんが眠れていない原因が習慣や環境にあるなら、朗報です。まずは、寝室の睡眠環境、情緒的環境、昼夜のルーティンを変えることから始めましょう。

・5章：健全な気道を作る手法“口腔筋機能療法”

お子さんのルーティンや環境を変えても問題が解決しないときは、もっと深く考えてみましょう。2番目に多い睡眠関連疾患は、上気道(鼻からのどまでの部分)と周辺の筋肉が気道を開いた状態に維持できているかに関連しています。口腔筋機能療法は、上気道の筋肉に対する体系的なトレーニングです。

この章では、これらの筋肉を正しく発達させるために必要な幼少期のアクティビティに対して、また何歳になっても筋機能がうまく発達していない場合に口腔

8　Sharon Moore, ‘Sleep Disorders Are in Your Face’, in The 2nd AAMS Congress (Chicago, 2017).

筋機能療法がどのように役立つかを紹介します。

・6章：専門家に相談するタイミング

　お子さんに睡眠関連疾患があるとわかっている場合や、環境やルーティンを変えてもうまくいかない場合には、専門家に相談しましょう。深刻な睡眠関連疾患のサインや症状には、専門医が対応する必要があります。この章では、子どもたちが必要な睡眠をとるために、誰がどのように支援してくれるのか、そして適切な支援者をどのように探せばよいのかをお伝えします。

筆者の想い

　子どもの調子が悪いとき、それを治してあげることができず、自分が無力だと感じることが、親としてどれほど苦痛であるかを私は知っています。睡眠不足ほど子どもと親にとって最悪の事態を招くものはありません。一方で、いつもぐっすり眠れていれば、子どもだけでなくその家族も生き生きすることを私は知っています。

> オーストラリアで70万人の子どもたちが睡眠に問題を抱えていて、イギリスで190万人、アメリカで1100万人、アジアでは25億人にも上ります。

　私は、オーストラリアのキャンベラにある言語療法と筋機能療法を扱う「Well Spoken」の創設者です。言語聴覚士として38年以上働き、4万件以上の臨床相談を行ってきました。睡眠の問題がいかに子どもの健康や家族の幸せを阻むのかを目の当たりにしてきました。そのため、親が子どもの睡眠の問題を認識し解決するための支援をしたいのです。

　睡眠医学の研究が進むにつれて、睡眠不足とその影響についての理解も深まっています。10歳以下の子どもだけでも、イギリスで190万人、アメリカで1100万人、アジアで25億人、オーストラリアで70万人の子どもたちが睡眠に問題を抱えているといわれています。

悲しいことに、その多くが誤診されるか、あるいは完全に見落とされています。

睡眠に問題がある子どもは、睡眠不足はもちろん、脳や体が酸素不足になることもあります。翌日にぼんやりとした感じがするだけではすまないのです。言語聴覚士として私は、睡眠がコミュニケーション、学習、集中力、行動にどのような影響を与えるかをすぐに突き止めました。眠れない子どもたちは、お行儀が悪く、注意力もなく、不幸せで、ADHDと誤診されやすいのです。このような子どもたちは、同世代の子に遅れをとった状態で学校に通い始め、追いつくことが非常に難しく、一生消えない負の連鎖にはまってしまいます。私は、子ども(そして親)がきちんと眠れていなければ、言語や学習の問題に対するどんな治療も効果的ではないだろうと考えるようになりました。

世界中の睡眠の専門家が、睡眠の問題に対する理解を深めるよう呼びかけています。睡眠不足がもたらす結果についてもっと理解してもらい、自分の子どもが眠れていないことを認識するだけでなく、実際に睡眠を改善できるように手助けするために、私はこの本を書きました。

すべての子どもが必要、かつふさわしい睡眠を毎晩とることができるように、すべての親がこの健康問題をしっかりと認識すること。

私の使命は、すべての親がこの健康問題をしっかりと認識し、すべての子どもが必要、かつふさわしい睡眠を毎晩とることができるように、多くの親にこの知識を伝えることです。そうすることで、私たちの努力の積み重ねが世界中のIQや幸福度、健康状態を向上させることにつながるかもしれないのです。

治療可能な健康問題に対して、すべての親が最新の知識を手にすることは当然だと、私は考えています。子どもたちは健やかに成長し、幸せで、最高の状態であるべきだと思います。どの親も、自分の子どもはそうあってほしいと願っていますし、誰もが質のよい睡眠をとるべきなのです。この本は、あなたとあなたの子どもが質のよい睡眠をとるための、手助けとなるでしょう。

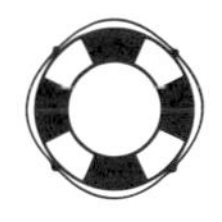

第1章

睡眠の重要性

「睡眠の問題は、この10年間で3倍に増えています。
家族全員に影響を及ぼすことがあり、大きな社会問題となっています」

O.ブルーニ博士[9]

この本は眠れない子どもについての本ですが、まずは眠れない大人について触れたいと思います。

この本は眠れない子どもについての本ですが、まずは眠れない大人について触れたいと思います。

大人にも改善すべき睡眠の問題があるにもかかわらず、子どもがよく眠れないときには、親はさらに眠ることができません。アメリカ疾病予防管理センター(CDC)の調査によると、アメリカ人の35%以上は一日の平均睡眠時間が7時間未満でした[10]。そのうち成人の30%は、一日の平均睡眠時間が6時間未満であることがわかっています[11]。

現代では、休息よりも生産性を重視されることが多くあります。「寝ることは意志の弱い人がすること」「寝るときは死ぬときだ」といった言葉が平気で使われます。しかし実は、起きている時間が長くなると、生産性の低下を招きかねません。睡眠負債とは、単につらいだけではなく、起きている時間が増えることで神経がすり減り、それが時間とともに蓄積されていくものなのです[12]。

9 Bruni, 'Insomnia: Clinical and Diagnostic Aspects'.

10 Institute of Medicine, 'Sleep Disorders and Sleep Deprivation: An Unmet Public Health Problem', (Washington, DC: National Academic Press, 2006), https://doi.org/10.17226/11617.

11 C.A. Schoenborn and P.F. Adams, 'Health Behaviors of Adults: United States, 2005–2007', Vital Health Stat 10, no. 245 (March 2010).

12 Hans P.A. van Dongen, Greg Maislin, Janet M. Mullington and David F. Dinges, 'The Cumulative Cost of Additional Wakefulness: Dose-Response Effects on Neurobehavioral Functions and Sleep Physiology from Chronic Sleep Restriction and Total Sleep Deprivation', Sleep 26, no. 2 (1 March 2003): 117–26, https://doi.org/10.1093/sleep/26.2.117.

睡眠不足になると、体は血流からブドウ糖を取り込みにくくなり、脳は正常な思考ができなくなります。すると、合理的な思考、気力、自制心、生産性、同僚との交流などに影響が出るので、職場においても非常に不利になる可能性があります。実際、睡眠時間が6時間未満または8時間以上だと、論理的思考力や語彙力が落ちていき、脳の老化が進むといわれています[13]。

少量の睡眠不足でも能力は低下し、マイクロスリープ(気づかないうちに数秒間眠っている状態)に陥る可能性があります。これは、車の運転中、メスを握っているとき、機械を操作しているときなど、いつ起こってもおかしくない危険な状態です。睡眠不足は、自動車事故、労働災害、医療ミスなどの業務上の過失と関係があるといわれています[14,15]。チェルノブイリのメルトダウン事故やスペースシャトルのチャレンジャー号事故すらも、睡眠不足が原因だといわれています[16,17]。

ほとんどの人は睡眠時間が短くてもいつも通りのパフォーマンスで仕事ができていると信じていますが、恐ろしいことに検査をしてみるとそうではないことがわかります。ある研究では、一晩の睡眠時間が6時間以下の被験者の日中の認知機能は、二晩完全に眠れなかった場合と同じくらい低下していることが示されました。しかし、これらの被験者たちは自分が正常だと思い込んでいたのです。眠気の評価は、被験者がこうした認知障害の増加にほとんど気づいていないことを示唆しています[18]。

13 Richard Wiseman, Night School: The Life-Changing Science of Sleep (London: Pan Books, 2015).

14 Institute of Medicine, 'Sleep Disorders and Sleep Deprivation: An Unmet Public Health Problem'.

15 National Highway Traffic Safety Administration, Drowsy Driving and Automobile Crashes: Report and Recommendations, (Washington, DC: U.S. Department of Transportation, 1998), https://www.nhtsa.gov/sites/nhtsa.dot.gov/files/808707.pdf.

16 Merrill M. Mitler, Mary A. Carskadon, Charles A. Czeisier, William C. Dement, David F. Dinges and R. Curtis Graeber, 'Catastrophes, Sleep, and Public Policy: Consensus Report', Sleep 11, no. 1 (1988): 100–09, https://doi.org/10.1093/sleep/11.1.100.

17 James K. Walsh, William C. Dement, and David F. Dinges, 'Sleep Medicine, Public Policy, and Public Health', Principles and Practice of Sleep Medicine, no. 4 (2005): 648–56, https://doi.org/10.1016/b0-72-160797-7/50060-4.

18 Dongen, Maislin, Mullington and Dinges, 'The Cumulative Cost of Additional Wakefulness', 117–26.

人は眠いときでも、自分のパフォーマンスが正常であると錯覚しますが、実際はそうではありません。まったく違うのです。

人は眠いときでも、自分のパフォーマンスが正常であると錯覚しますが、実際はそうではありません。まったく違うのです。

睡眠不足はパフォーマンスや生産性の問題だけでなく、心身の健康の多くの領域に深刻な影響を及ぼします。サリー大学の科学者たちは、1週間の平均睡眠時間が6時間未満になると、700を超える体内の遺伝子やその発現が変化することを発見しました[19]。断片的な睡眠や乱れた睡眠とがんの関連を示す研究もあります[20,21]。さらに、閉塞性睡眠時無呼吸(OSA)の患者では、膵臓がん、肺がん、腎臓がん、皮膚がんのリスクが有意に高くなるといわれています[22]。

現在では、糖尿病、統合失調症、心臓発作、脳卒中、アルツハイマー病と睡眠不足や断片的な睡眠を関連づける研究も行われています。実際、成人の推奨睡眠時間である7〜9時間ではなく5時間以下の睡眠では、死亡リスクが15%も増加する可能性があるといわれています[23]。

1950年代には、極端な睡眠遮断の実験が行われました。8日間眠らずにいた青年が、次第に不安定な行動をとるようになった例があります。次第に、自分の靴には蜘蛛がたくさんいるといった幻覚や、訪問した医師を葬儀屋だと思い込むと

19 C. S. Moller-Levet, S. N. Archer, G. Bucca, E. E. Laing, A. Slak, R. Kabiljo, J. C. Y. Lo, N. Santhi, M. Von Schantz, C. P. Smith, and D.-J. Dijk, 'Effects of Insufficient Sleep on Circadian Rhythmicity and Expression Amplitude of the Human Blood Transcriptome', Proceedings of the National Academy of Sciences 110, no. 12 (2013), https://doi.org/10.1073/pnas.1217154110.

20 F. Javier Nieto, Paul E. Peppard, Terry Young, Laurel Finn, Khin Mae Hla, and Ramon Farré, 'Sleep-Disordered Breathing and Cancer Mortality', American Journal of Respiratory and Critical Care Medicine 186, no. 2 (2012): 190–94, https://doi.org/10.1164/rccm.201201-0130oc.

21 Francisco Campos-Rodriguez, Miguel A. Martinez-Garcia, Montserrat Martinez, Joaquin Duran-Cantolla, Monica De La Peña, María J. Masdeu, Monica Gonzalez, Felix Del Campo, Inmaculada Gallego, Jose M. Marin, Ferran Barbe, Jose M. Montserrat and Ramon Farre, 'Association between Obstructive Sleep Apnea and Cancer Incidence in a Large Multicenter Spanish Cohort', American Journal of Respiratory and Critical Care Medicine 187, no. 1 (2013): 99–105, https://doi.org/10.1164/rccm.201209-1671oc.

22 David Gozal, 'Sleep Apnea and Cancer: Illicit Partnerships', in AACP Australian Chapter – 6th International Symposium, (Sydney, March 18, 2017).

23 Institute of Medicine, 'Sleep Disorders and Sleep Deprivation: An Unmet Public Health Problem'.

いった被害妄想に陥ったのです[24]。現代なら許されないような実験で、彼は精神病の発作、不機嫌、抑うつ、無気力、不明瞭な言語、自身の攻撃性に苦しみました。不眠状態が続くことによる極度の睡眠不足は、妄想症、混乱、被害妄想、幻覚、不機嫌、記憶障害などの情緒不安定な状態を長期的に引き起こすことがわかっています[25]。

そのため、どうして自分は不機嫌なのか、疑い深く、落ち着きのない行動をしてしまうのかと感じている場合、それには睡眠不足が関係しているのかもしれません。

毎晩適切な量の睡眠がとれていないことで自分自身を苦しめていることに気づく人は少ないです。

睡眠不足により幻覚や被害妄想に苦しめられることは一般的によく知られていますが、自分自身を苦しめていることに気づく人は少ないですし、それは睡眠時間が過剰な人においても同じことがいえます。「ショートスリーパー」とは、一晩の平均睡眠時間が7時間未満、「ロングスリーパー」とは、一晩の平均睡眠時間が9時間以上の人のことを指します[26]。両者とも全死因の死亡リスクを高めるという研究結果が出ています[27]。興味深いことに、日中の過度の昼寝は、呼吸器疾患のリスクの上昇を示す有用な指標になり得るのです[28]。

夜間頻尿は夜間の気道閉塞の副産物であり、死亡を早める危険因子と考えられています。気道閉塞を起こすと、呼吸をするために心臓の働きを活発にし、心房性ナトリウム利尿ペプチドというホルモンを分泌させ、腎機能が活性化するため、夜間排尿につながるのです。実際、排尿するために夜間に2回以上起きる20〜49

24 Wiseman, Night School: The Life-Changing Science of Sleep.

25 John J. Ross, 'Neurological Findings after Prolonged Sleep Deprivation', Archives of Neurology 12, no. 4 (1965): 399–403, https://doi.org/10.1001/archneur.1965.00460280069006.

26 Lisa Gallicchio and Bindu Kalesan, 'Sleep Duration and Mortality: A Systematic Review and Meta-Analysis', Journal of Sleep Research 18, no. 2 (2009): 148–58, https://doi.org/10.1111/j.1365-2869.2008.00732.x.

27 Ibid.

28 Yue Leng, Nick W. J. Wainwright, Francesco P. Cappuccio, Paul G. Surtees, Shabina Hayat, Robert Luben, Carol Brayne and Kay-Tee Khaw, 'Daytime Napping and Increased Risk of Incident Respiratory Diseases: Symptom, Marker, or Risk Factor?' Sleep Medicine 23 (2016): 12–15, https://doi.org/10.1016/j.sleep.2016.06.012.

歳の男性は、同年代の他の男性に比べて死亡リスクが2倍高いといわれています[29]。夜間頻尿は、健康や気道に問題があることを示す危険信号であり、冠動脈疾患のリスクを高める指標になり得ます[30]。幸い、睡眠と呼吸の問題に対処することで、この問題を軽減したり解消することができます[31]。通常、静かに鼻呼吸をしているときや睡眠時には、抗利尿ホルモンによって排尿が抑制されます。もちろん、寝る前の水分のとりすぎや膀胱が小さいなど、他の要因もあるかもしれませんが、これらが正常であれば、気道や呼吸障害が原因となっている可能性が高いのです。

美容のためにも十分な睡眠が必要だということは本当なのです。

健康への重大なリスクが低かったとしても、睡眠不足は根本的なところで生活の質に影響を及ぼします。あなたの顔は、あなたの睡眠そのものなのです。睡眠不足になると、ストレスホルモンのコルチゾールが分泌されます。睡眠不足が何日も続くと、コラーゲンの生成が妨げられ、小じわや目の周りのくまが増えます。慢性的な睡眠不足は老化を促進させ、外見に対する満足度を低下させます[32,33]。睡眠の悩みは「顔」に現れるので、美容のためにも十分な睡眠が必要だということは本当なのです。

29 Steven Park, '7 Surprising Health Conditions That Can Be from Poor Breathing at Night', December 6, 2017, podcast, MP3 audio, http://doctorstevenpark.com/7conditions#more-11214.

30 Deborah J. Lightner, Amy E. Krambeck, Debra J. Jacobson, Michaela E. Mcgree, Steven J. Jacobsen, Michael M. Lieber, Véronique L. Roger, Cynthia J. Girman and Jennifer L. St. Sauver, 'Nocturia is Associated with an Increased Risk of Coronary Heart Disease and Death', BJU International 110, no. 6 (2012): 848–53, https://doi.org/10.1111/j.1464-410x.2011.10806.x.

31 M. G. Umlauf and E. R. Chasens, 'Sleep Disordered Breathing and Nocturnal Polyuria: Nocturia and Enuresis', Sleep Med Rev 7, no. 5 (2003): 403–11.

32 P. Oyetakin-White, A. Suggs, B. Koo, M. S. Matsui, D. Yarosh, K. D. Cooper, and E. D. Baron, 'Does Poor Sleep Quality Affect Skin Ageing?' Clinical and Experimental Dermatology 40, no. 1 (2014): 17–22, https:/doi.org/10.1111/ced.12455.

33 J. Axelsson, T. Sundelin, M. Ingre, E. J. W. Van Someren, A. Olsson, and M. Lekander, 'Beauty Sleep: Experimental Study on the Perceived Health and Attractiveness of Sleep Deprived People', British Medical Journal 341, no. 14/2 (2010): C6614, https://doi.org/10.1136/bmj.c6614.

睡眠不足のときは、実際よりも空腹を感じ、満腹感を得るべきときに得られないうえ、炭水化物を多く含む食べ物に手を出しやすくなります。これでは体重増加まっしぐらです。

睡眠不足は普段の買い物にまで影響を及ぼします。睡眠不足の人は適切な睡眠がとれている人と比べて、ジャンクフードを多く買っているそうです。レプチンとグレリンというホルモンは、空腹と満腹の信号を脳に送っています。レプチンは満腹を、グレリンは空腹を知らせますが、レプチンもグレリンも睡眠不足で作用が乱れます。実際よりも空腹を感じ、満腹感を得るべきときに得られないということです。さらに、疲れていると炭水化物を多く含む食べ物に手を出しやすくなります[34]。これでは体重増加まっしぐらです。

慢性的な睡眠不足が個人にとって悪いことであれば、それは社会にも悪影響を及ぼします。経済的にも、未治療の睡眠関連疾患が社会に与える代償は非常に大きいです。アメリカでは、中等度から重度のOSAを持つ成人2300万人のために、年間650億ドルから1650億ドルの費用を政府が負担しています[35]。OSAを治療せずに放置すると発生する代償は、健康問題、仕事のパフォーマンス低下、欠勤、うつ病、人間関係の破綻、自動車事故、業務上の過失など多岐にわたります。

睡眠時間が短いほど、当然目が覚めている時間は長くなります。深刻な慢性的睡眠不足は、日常生活での行動や判断、問題解決能力に直接関わってきます。しかも、これは睡眠不足が大人に与える影響に過ぎないのです！

残念ながら睡眠不足の影響は、子どもにとってさらに悲惨なものとなる可能性があります。

34 Sebastian M. Schmid, Manfred Hallschmid, Kamila Jauch-Chara, Jan Born and Bernd Schultes, ‘A Single Night of Sleep Deprivation Increases Ghrelin Levels and Feelings of Hunger in Normal-Weight Healthy Men’, Journal of Sleep Research 17, no. 3 (2008): 331–34, https://doi.org/10.1111/j.1365-2869.2008.00662.x.

35 ‘The Price of Fatigue’, Harvard Medical School, PDF document, December 2010, https://sleep.med.harvard.edu/file_download/100.

睡眠の問題が子どもに及ぼす影響

眠れない、眠らない、寝るつもりがない、夜中に頻繁に起きる、なかなか寝つけないなどの症状が子どもにみられる場合、行動面、身体面、精神面において、大人とは異なる結果が日中に現れることがあります。その影響はささいなものからとても明瞭なものまであり、時間が経つにつれて複合的になっていきます。疲れていて落ち着きがない子もいれば、無気力で協調性に欠ける子もいます。また、一見大丈夫そうにみえても、実際には自分の潜在能力よりはるかに低いレベルで生活している子どももいます。

行動面への影響

4歳のダニエルは小さな怪獣と化していました。ダニエルは生まれたときから睡眠不足だったのです。彼は夜寝るのを拒み、頻繁に両親を起こし、7時間しか眠れませんでした(彼の年齢で推奨される睡眠時間は10時間から13時間です)。続けて2時間以上眠ったことはありませんし、昼寝もしませんでした。

多くの睡眠不足の子どもたちがそうであるように、ダニエルも睡眠不足のために落ち着きがなく、走り回るなど過剰な行動をとっていたのです。それだけでなく、ダニエルは気性が荒く、非常に反抗的でした。

オーストラリアとアメリカで23人以上の専門医にみてもらいましたが、ダニエルの情緒不安定な状態に変化はないまま2年が経ち、ダニエルの両親はとうとう限界に達していました。彼の母親は「自分が思う理想的な母親になれないし、ダニエルにふさわしい母親にもなれません」と疲れ果てていました。しかし、歯科医師に気道の問題を指摘されて初めて進展がありました。

ダニエルをみると、呼吸筋の問題、上あごと下あごの発育不全、目の下のくま、上唇小帯(上唇の裏のすじ)と舌小帯(舌の下側のすじ)の異常という、睡眠呼吸障害(SDB)のある子の特徴が認められました[36]。また、彼の顔の骨格は細長く気道が狭かったのです。

36 A. J. Yoon, S. Zaghi, S. Ha, C. S. Law, C. Guilleminault and S. Y. Liu, 'Ankyloglossia as a Risk Factor for Maxillary Hypoplasia and Soft Palate Elongation: A Functional–Morphological Study', Orthodontics & Craniofacial Research 20, no. 4 (2017): 237–44, https://doi.org/10.1111/ocr.12206.

顔や口、のどの筋肉の動きを観察すると、いくつかの問題点がみえてきました。ダニエルは普段から口呼吸で唇をなめる癖があり、食べ物をきちんと噛んで食べていませんでした。これは、上気道(鼻からのどまでの部分)の筋肉が気道を開くために必要な働きをしていないことを強く示しています。また、好き嫌いが多く、9種類の食べ物しか食べようとしませんでした。年齢の割に小柄で、季節性アレルギーに悩まされ、咳が止まらず、歯ぎしりをしており、不安感が強い子で、そのうえ言葉の遅れもありました。

まるで、ダニエルは疲れた子犬のようでした。

多くの専門医の診察を受けましたが、誰もダニエルの口蓋扁桃(一般的に扁桃腺と呼ばれる)とアデノイドに問題があるとは考えもしませんでした。両方の扁桃が肥大し、気道閉塞といびきを引き起こしていることが、後になって判明しました。このため、頻繁に目が覚めて深い睡眠サイクルに入ることができなかったのです[37]。このことから、両方の扁桃が夜間の気道閉塞の一因となり、気道に陰圧が生じ、胃酸を引き上げて逆流症状を引き起こしている可能性もあると思われました。OSAの深刻なサイン(息切れ、窒息、呼吸停止)はないようでしたが、いびきをかき、夜中に何度も目を覚ますことで睡眠が妨げられ、すくすくと成長するために必要な深くて安らかな睡眠がとれていませんでした。

ダニエルに口蓋扁桃の摘出とアデノイドの切除を行ったところ、とてもよく眠れるようになりました。手術に加えて、その他の推奨されている治療も併用することで、ダニエルはわずか6ヵ月でまるで生まれ変わったかのようになりました。呼吸も食事も順調で、いびきやかんしゃくもなくなり、大きく成長したのです。彼の改善は児童睡眠障害尺度(The Sleep Disturbance Scale for Children[38])でも確認でき、そのスコアは2016年3月からの約9ヵ月間で半減し、正常範囲と評価できる値まで改善しました。

ダニエルの母親は、「息子が小さいときから、もっと睡眠の知識があればよかった」と思ったそうです。彼の睡眠は今ではだいぶよくなりましたが、悪夢のよう

37 Hye-Kyung Jung, Rok Seon Choung and Nicholas J. Talley, 'Gastroesophageal Reflux Disease and Sleep Disorders: Evidence for a Causal Link and Therapeutic Implications', Journal of Neurogastroenterology and Motility 16, no. 1 (2010): 22–29, https://doi.org/10.5056/jnm.2010.16.1.22.

38 Oliviero Bruni, Salvatore Ottaviano, Vincenzo Guidetti, Manuela Romoli, Margherita Innocenzi, Flavia Cortesi and Flavia Giannotti, 'The Sleep Disturbance Scale for Children (SDSC): Construction and Validation of an Instrument to Evaluate Sleep Disturbances in Childhood and Adolescence', Journal of Sleep Research 5, no. 4 (1996): 251–61, https://doi.org/10.1111/j.1365-2869.1996.00251.x.

な日々を振り返るとつらくなります。もし、彼が生まれる前に今のような知識を持っていたら、家族全員に大きな違いがあったでしょう。

親が睡眠不足の子どもの様子を表現するときに使う言葉はたくさんあります。不機嫌、おこりんぼ、ねぼすけ、どじ、おばか、おかしな子、落ち着きがないなど(まるで白雪姫の小人の一団のようです!)。

しかし、これらの行動面の問題が睡眠によって引き起こされているものなのかを判断するにはどうすればよいのでしょうか？　睡眠関連疾患に起因する日中の行動は、注意欠如・多動症(ADHD)によく似ていることがあります。じっとしていられない、集中力の欠如、注意力の欠如、攻撃性、衝動性、話の割り込み、暴言、多動、不安、識字障害などなど[39]。また、ADHDの子どもたちも寝つくことや眠り続けることが難しく、睡眠中も落ち着きがありません。実際、ADHDの子どもたちにはいびきがよくみられ、25%がOSAである可能性があります[40]。

ADHDの子どもたちがよく眠れないことには、さまざまな理由がありますが、とくに、落ち着いて過ごすことができないというADHDの行動特性が原因として挙げられます。薬の副作用やうつ病も、寝つきを悪くする一因となることがあります。睡眠がうまくとれないと、日中の行動を悪化させます。ジュディス・オウエンス博士は「ADHDと診断された子どもは全員、睡眠関連疾患のスクリーニングを受けるべきです。興味深いことに、ADHDに関連する脳内化学物質の一部は睡眠に関わるものと同じなので、脳内化学物質の欠乏や変化は必然的に睡眠の問題につながるのです」と語っています[41]。

39　Dale L. Smith, David Gozal, Scott J. Hunter, Mona F. Philby, Jaeson Kaylegian and Leila Kheirandish-Gozal, ‘Impact of Sleep Disordered Breathing on Behaviour among Elementary School-Aged Children: A Cross-Sectional Analysis of a Large Community-Based Sample’, European Respiratory Journal 48, no. 6 (2016): 1631–39, https://doi.org/10.1183/13993003.00808-2016.

40　Yoo Hyun Um, Seung-Chul Hong and Jong-Hyun Jeong, ‘Sleep Problems as Predictors in Attention-Deficit Hyperactivity Disorder: Causal Mechanisms, Consequences and Treatment’, Clinical Psychopharmacology and Neuroscience 15, no. 1 (2017): 9–18, https://doi.org/10.9758/cpn.2017.15.1.9.

41　Owens and Mindell, Take Charge of Your Child’s Sleep.

来院するすべての子どもたちの行動面の問題や障害の評価をするために、睡眠関連疾患の評価を行うべきだ。

来院するすべての子どもたちの行動面の問題や障害の評価をするために、睡眠関連疾患の評価を行うべきだというのが、オウエンス博士の強い考えです[42]。シカゴのルーリー小児病院とクリーブランド病院の頭頸部研究所の研究でも同様の発表がされています[43]。

睡眠時無呼吸は深刻な問題ですが、私たちの懸念はそれだけではありません。最近の研究では、軽度のSDBやいびきだけでも、子どものOSAと同じ多くの問題を引き起こすことがわかっています[44]。いびきをかく子どもは、軽度、中等度、重度にかかわらず、注意力散漫になったり問題行動を起こす危険性が高くなる場合があります。

鼻づまりや口呼吸がある子どもも注意が必要です。鼻づまりやのどの狭窄による呼吸の問題にともなう酸素の枯渇は、ADHDを引き起こす重要な要素である可能性があります[45]。そのため気道の問題をできるだけ早期に治療し、じっとしていられない、いつもそわそわしているなどの問題が起きないようにすることが重要です。

身体面への影響

よい睡眠は適切なホルモンを分泌する一方で、睡眠不足はホルモンのバランスを崩す原因となります。

親は、子どもの成長が思わしくない、食欲がない、頻繁に病気になるといったことに気づくかもしれません。睡眠不足の子どもでは、成長ホルモン(ソマトト

42 Judith Owens, 'Comorbidity of Insomnia', in 14th Czech-Slovak and 19th Congress of the Czech Society for Sleep Research and Medicine, (Prague, October 7, 2017).

43 Irina Trosman and Samuel J. Trosman, 'Cognitive and Behavioral Consequences of Sleep Disordered Breathing in Children', Medical Sciences 5, no. 4 (2017): 30, https://doi.org/10.3390/medsci5040030.

44 Smith et al., 'Impact of Sleep Disordered Breathing on Behaviour among Elementary School-Aged Children'.

45 Jiali Wu, Meizhen Gu, Shumei Chen, Wei Chen, Kun Ni, Hongming Xu and Xiaoyan Li, 'Factors Related to Pediatric Obstructive Sleep Apnea–Hypopnea Syndrome in Children with Attention Deficit Hyperactivity Disorder in Different Age Groups', Medicine 96, no. 42 (2017), https://doi.org/10.1097/md.0000000000008281.

ロピン)が分泌されないことがあります。メラトニンの分泌が入眠のきっかけとなり、入眠後3〜4時間で成長ホルモンが分泌されるため、入眠が遅れたり睡眠サイクルが乱れると、成長ホルモンの分泌も遅れてしまいます[46]。アデノイドや口蓋扁桃の腫れに続発するSDBは、子どもの成長障害のリスクを高めます[47]。

睡眠は食欲を調整するホルモンにも影響を及ぼします。空腹・満腹ホルモンであるレプチンとグレリンは、子どもの食事量を調節するのに重要な役割を果たします。これらのホルモンバランスの乱れにより、子どもたちはお菓子やビスケット、チップスなどの高カロリー食品を欲するようになり、満腹になったことに気づかず、体重増加につながります。そして肥満が睡眠不足を招き、さらにOSAがホルモンバランスに影響を与え、悪習慣による睡眠の乱れが、さらに肥満を助長するという悪循環に陥ってしまうのです[48]。決して乗りたくないメリーゴーランドです。

> 親は、子どもの成長が思わしくない、食欲がない、頻繁に病気になるといったことに気づくかもしれません。

コルチゾールは別名ストレスホルモンと呼ばれます。睡眠が浅いと(SDBなど)呼吸をするために体が頑張らなければならないため、コルチゾールが増え、睡眠中に体が深い睡眠サイクルに完全に入ることができなくなります。そして眠りの浅い状態が続くと、眠り続けることが難しくなり、さらにコルチゾールが増加します。このような経験をした子どもは、疲れのとれない日が続き、寝つくのが遅れることもあります。睡眠不足とコルチゾールの増

46 Y. Takahashi, D. M. Kipnis and W. H. Daughaday, 'Growth Hormone Secretion During Sleep', Journal of Clinical Investigation 47, no. 9 (1968), https://doi.org/10.1172/jci105893.

47 Karen Bonuck, Sanjay Parikh, and Maha Bassila, 'Growth Failure and Sleep Disordered Breathing: A Review of the Literature', International Journal of Pediatric Otorhinolaryngology 70, no. 5 (2006), https://doi.org/10.1016/j.ijporl.2005.11.012.

48 Alison L. Miller, Julie C. Lumeng and Monique K. Lebourgeois, 'Sleep Patterns and Obesity in Childhood', Current Opinion in Endocrinology & Diabetes and Obesity 22, no. 1 (2015), https://doi.org/10.1097/med.0000000000000125.

加が組み合わさると、記憶力の低下、不安や攻撃性の増大、言い換えれば、不機嫌、怒り、落ち着きのない状態、疲労感などが生じます[49]。

免疫記憶は深い睡眠中に形成されるため、コルチゾールが増えたことで落ち着きを失っている子どもは、免疫力が低下している可能性もあります。つまりSDB（浅い眠りと睡眠の断片化を引き起こす）のある子どもは、免疫システムが弱っているため病気になりやすいということです[50]。

精神面への影響

適切な睡眠時間や睡眠の質が確保されていない子どもは、機嫌や集中力、問題解決能力、自己規制能力に問題があるといわれています。ジョンズ・ホプキンス・メディスンの発表では、小児期の睡眠時無呼吸が脳の損傷と関連していることが報告されており[51]、これは他の研究でも裏づけられています。わずかな睡眠不足（一晩に30分程度）でも、知能テストの成績が低下し、学習に大きな影響を与えることがあります。

子どもの睡眠の問題が呼吸障害とつながっている場合、血液中の酸素濃度が低下します。低酸素状態は、子どもの健康、成長、発達といったあらゆる側面に影響を及ぼします。実際に、医学的、情緒的、発達的な問題のほとんどすべてを悪化させ、子どもの成長、免疫力、IQを低下させます。さらに、医学的に問題のある患者の回復力と生きる力をも低下させるのです[52]。

OSAは、さまざまな神経認知障害をともなう睡眠関連疾患のひとつです[53]。つまり、子どもたちは年齢相応の集中力、判断力、問題解決能力を発揮することができません。注意力や視覚運動協調性は低下し、局所的に灰白質が減っているのです[54]。これは、脳細胞の減少を意味します。睡眠時無呼吸の子どもは大脳皮質

49 Bruce S. Mcewen, ‘Sleep Deprivation as a Neurobiologic and Physiologic Stressor: Allostasis and Allostatic Load’, Metabolism 55 (2006), https://doi.org/10.1016/j.metabol.2006.07.008.

50 Luciana Besedovsky, Tanja Lange and Jan Born, ‘Sleep and Immune Function’, Pflügers Archiv – European Journal of Physiology 463, no. 1 (2011), https://doi.org/10.1007/s00424-011-1044-0.

51 Ann C. Halbower, Mahaveer Degaonkar, Peter B. Barker, Christopher J. Earley, Carole L. Marcus, Philip L. Smith, M. Cristine Prahme and E. Mark Mahone, ‘Childhood Obstructive Sleep Apnea Associates with Neuropsychological Deficits and Neuronal Brain Injury’, PLoS Medicine 3, no. 8 (2006), https://doi.org/10.1371/journal.pmed.0030301.

52 Owens and Mindell, Take Charge of Your Child’s Sleep.

53 L. M. Obrien, ‘Neurobehavioral Implications of Habitual Snoring in Children’, Pediatrics 114, no. 1 (2004): 44–49, https://doi.org/10.1542/peds.114.1.44.

54 Chitra Lal, Charlie Strange and David Bachman, ‘Neurocognitive Impairment in Obstructive Sleep Apnea’, Chest 141, no. 6 (2012), https://doi.org/10.1378/chest.11-2214.

実際、OSAがある場合、適切な睡眠をとったときと比べて、IQが10ポイント低下する子どももいます。

が薄くなることが研究で明らかになっており、積極的にOSAの子どもを特定することが必要です[55]。実際、OSAがある場合、適切な睡眠をとったときと比べて、子どものIQが10ポイント低下する可能性があります[56,57]。つまり、OSAは脳細胞を減少させるということであり、決して些細なことではありません。2006年に行われた研究では、「未治療の小児OSAは、発達途中の子どもの認知能力を永久に低下させる可能性がある」と推測されています[58]。

2015年にデューク大学で行われた研究では、幼児期に注意力に問題があった子どもはそうでない子どもと比較して、高校を卒業する割合が40%低いという結果が出ています[59]。また、小学校に入学する子どもの10%が発達の遅れを抱えているといわれていますが、このうちどれだけの子どもが睡眠関連疾患と関係があるのでしょう。

一方で、子どもたちが十分な睡眠をとることができれば、これらの問題の多くは改善できます。ミシガン大学の神経学、精神医学、心理学、看護学の教授であるブルーノ・ジョルダーニ氏は、「知的レベルに関係なく、睡眠の改善とともに行動の改善も期待できます。行動が改善されれば、学校での注意力、情緒、行動、衝動性のコントロールが改善されます」と述べています[60]。

55 Paul M. Macey, Leila Kheirandish-Gozal, Janani P. Prasad, Richard A. Ma, Rajesh Kumar, Mona F. Philby and David Gozal, 'Altered Regional Brain Cortical Thickness in Pediatric Obstructive Sleep Apnea', Frontiers in Neurology 9 (2018), https://doi.org/10.3389/fneur.2018.00004.

56 Stephen H. Sheldon, Richard Ferber, Meir H. Kryger and David Gozal, Principles and Practice of Pediatric Sleep Medicine, (London: Elsevier Saunders, 2014).

57 Matt Wood, 'The Deep Impact of Childhood Sleep Apnea', University of Chicago Medicine, posted on March 1, 2012, https://sciencelife.uchospitals.edu/2012/03/01/the-deep-impact-of-childhood-sleep-apnea.

58 Halbower et al., 'Childhood Obstructive Sleep Apnea Associates with Neuropsychological Deficits and Neuronal Brain Injury'.

59 David L. Rabiner, Jennifer Godwin and Kenneth A. Dodge, 'Predicting Academic Achievement and Attainment: The Contribution of Early Academic Skills, Attention Difficulties, and Social Competence', School Psychology Review 45, no. 2 (2016): 250–67, https://doi.org/10.17105/spr45-2.250-267.

60 'Even Children with Higher IQs Behave Better When Their Sleep Apnea Is Fixed', University of Michigan, January 8, 2016, http://ihpi.umich.edu/news/even-children-higher-iqs-behave-better-when-their-sleep-apnea-fixed.

睡眠関連疾患はじわじわと影響を及ぼすこともあります。

長期的な影響

睡眠の問題による影響が顕著に現れれば、あなたは改善に向けて行動を起こすでしょう。しかし、睡眠関連疾患はじわじわと影響を及ぼすこともあります。つまり、喫煙と同じように、時間とともに蓄積されて複合的に作用するのです。タバコを1000本吸っても死にはしませんが、最終的に喫煙習慣があなたの肺活量を減らし、脳へ供給される酸素を奪い、全身に悪影響が及ぶので早死にへとつながります。皮膚がんにおいても、紫外線を少し浴びてもメラノーマにはなりませんが、繰り返し浴びると非常に高い確率で発症することがあります。オーストラリアでは、喫煙と紫外線の危険性を啓蒙する健康キャンペーンが成功しており、これらの事実は広く認知され、多くの人に受け入れられています。

睡眠関連疾患も同様です。睡眠の質の低下、睡眠不足、睡眠の中断が長期間続くことで、子どもたちは行動的、身体的、情緒的な影響を受け続け、時間の経過とともにその影響は大きくなっていきます。さらに、血圧の上昇や心疾患などの健康の問題を引き起こすリスクも高まります。カレン・ボナック教授は、行動面での問題を抱える7歳児や特殊教育を必要とする8歳児が、5歳以前の睡眠に問題があったことを証明しました[61]。さらに、SDBと短時間睡眠の両方が、子どもの肥満の確率を有意に増加させることがわかりました[62]。

カレン・ボナック教授は、行動面での問題を抱える7歳児や特殊教育を必要とする8歳児が、5歳以前の睡眠に問題があったことを証明しました。

61 Karen Bonuck, 'Pediatric Sleep Disorders and Special Educational Need at 8 Years: A Population-Based Cohort Study', Pediatrics 130, no. 4 (2012), https:/doi.org/10.1542/peds.2012-0392d.

睡眠の重要性

クイーンズランド工科大学のケイト・ウィリアムズ博士が、2004年に生まれた2800人の子どもが6〜7歳になるまでの睡眠行動を分析した画期的な研究「Growing up in Australia:The Longitudinal Study of Australian Children」を発表しました。その研究では、5歳までに70%の子どもが自分で睡眠を制御できるようになりましたが、残りの30%の子どもは制御できず、時間の経過とともに発達に悪影響を与えることがわかりました[63]。

そのため、子どもは5歳になるまでに正しい睡眠習慣を身につけることが重要です。「これらの睡眠の問題が5歳までに解決されないと、学校への適応が難しくなる恐れがあります」とウィリアムズ博士は述べています。これは他の研究でも裏づけされています[64]。さらに、子どもたちを午後9時半より早く寝かせるだけで、行動が改善されるとも述べています[65]。幼い頃から寝つきがよい子どもたちは、そうでない子どもたちよりも学校に慣れやすいのだそうです[66,67]。子どもが小さいうちは、親が正しい睡眠方法を身につけることで、家族全員に大きな成果をもたらすことができるのです。そのためには、まず親への支援が必要です。

62 Karen Bonuck, Ronald D. Chervin and Laura D. Howe, 'Sleep-Disordered Breathing, Sleep Duration, and Childhood Overweight: A Longitudinal Cohort Study', The Journal of Pediatrics 166, no. 3 (2015), https://doi.org/10.1016/j.jpeds.2014.11.001.

63 'Growing Up in Australia: The Longitudinal Study of Australian Children', Australian Institute of Family Studies, http://www.growingupinaustralia.gov.au/.

64 Rabiner, Godwin and Dodge, 'Predicting Academic Achievement and Attainment: The Contribution of Early Academic Skills, Attention Difficulties, and Social Competence'.

65 'News – Get Sleep Sorted By Age 5 To Help Children Settle At School', Queensland University of Technology, Interview with Dr Kate Williams, March 9, 2016, https://www.qut.edu.au/news?news-id=102587.

66 Matthew Gray and Diana Smart, 'Growing Up in Australia: The Longitudinal Study of Australian Children: A Valuable New Data Source for Economists', Australian Economic Review 42, no. 3 (2009): 367–76, https://doi.org/10.1111/j.1467-8462.2009.00555.x.

67 Kate E. Williams, Jan M. Nicholson, Sue Walker and Donna Berthelsen, 'Early Childhood Profiles of Sleep Problems and Self-Regulation Predict Later School Adjustment', British Journal of Educational Psychology 86, no. 2 (2016): 331–50, https://doi.org/10.1111/bjep.12109.

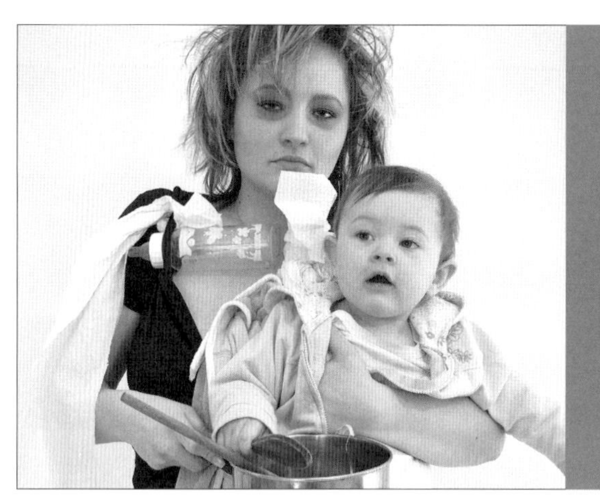

子どもが小さいうちは、親が正しい睡眠方法を身につけることで、家族全員に大きな成果をもたらすことができるのです。そのためには、まず親への支援が必要です。

特別支援を必要とする子どもの睡眠不足

「泣きたくなるくらい疲れる日もあります。実際、涙が出る日もあります。でも、私たちの疲れは問題ではないのです。いちばんつらいのは、疲れの中で必死にもがく我が子の姿をみることです」[68]――ハフィントンポスト紙に掲載された、ジェシカ・シルフェストさんが4歳の自閉症の息子について語ったこの言葉は、特別支援を必要とする子どもの親の大きな葛藤、つまり疲弊し続けていることの核心を突いたものです。

特別支援を必要とする子どもたちは、とくに睡眠の問題を抱えやすいです。ジュディス・オウエンス博士は「自閉スペクトラム症では不眠症の有病率が非常に高く、自閉スペクトラム症の子どもの34〜89%は睡眠関連疾患を抱えています。このような子どもの親は、一日の仕事の忙しさに加えて親自身の睡眠不足を抱えています。親にとっても早期介入は非常に重要です」と指摘しています[69]。

障害を持つ子どもたちの多くは、治療や手術のために入院生活を余儀なくされることがあります。病院は騒がしく、子どもや家族にとってストレスの多い場所であり、なかなか眠れません。どんなに寝つきのよい人でも、病院では眠れなく

68 Jessica Sylfest, 'The Truth About Autism and Sleep', Huffington Post, last modified January 18, 2017, https://www.huffingtonpost.com/entry/587f775ce4b0474ad4874f2f.

69 Owens and Mindell, Take Charge of Your Child's Sleep.

70 Ibid.

なることがあります。また、バイタルチェックのために一晩に何度も起こされると、睡眠パターンが乱れ、退院後の睡眠の問題につながります。一般的な薬にも副作用があり、睡眠効率を悪化させてしまうこともあります[70]。

自閉症や発達遅延のある子どもは、自宅でも寝つきが悪いことが多く、一度目が覚めるとなかなか寝つけないことが多いようです。感覚過敏のため寝る前に落ち着きがなくなったり、不安を感じてしまい、気持ちを落ち着かせることができないのです。ベッドに入った後、寝つくまでに2〜3時間かかることもあります。遅く寝たり早く起きたりするとつねに睡眠不足になり、また夜中に目が覚めることによって睡眠の質も乱れます。これらの原因として、睡眠サイクルが切り替わる際に目が覚めたり、一晩中浅い眠りであることが習慣化している可能性があげられます。

そして、このようなことが負の連鎖を悪化させるのです。睡眠不足の夜が続くと、翌日は疲れているにもかかわらず、落ち着きのない行動をとったり、不安感が高まることがあります。そして、この連鎖が繰り返されるのです。このような睡眠不足と疲労の連鎖に陥っている家庭は、決して幸せな場所ではないのです。

たとえば、ダウン症候群の8歳の少女ウェンディは、ひどい下痢、インフルエンザ、肺炎など、あらゆる症状に悩まされていました。彼女はつねに病気がちで、成長速度も非常に遅かったのです。元気がなく、ベッドから出ようともしません。それに加えて、夜中にベッドに座り込んで、息苦しそうにしている姿をみることもありました。

肺炎で入院したとき、ダウン症候群の子どもの少なくとも50%がかかるといわれているOSAを患っていることが判明しました。より深く調べると、アデノイドと口蓋扁桃の腫れを認め、ただでさえ狭い気道をさらに塞いでいることがわかったのです。

ウェンディの場合、眠りにつき、より深く筋肉が脱力する睡眠相に移ると気道閉塞が起こり、1時間に数回呼吸が停止するようになったのです。それだけでなく、ダウン症候群の子どもたちはOSAになりやすい解剖学的構造をしています。ダウン症候群の子どもは通常、上あごが小さく狭いため、口の中に舌をおさめる十分なスペースがなく、舌が大きくみえます。口腔容積が小さくなると、行き場を失った舌によって気道がさらに狭くなり、気道閉塞を起こしやすくなるので、アデノイドと口蓋扁桃が腫れると、気道がとても狭くなるのです。

ウェンディのアデノイドが取り除かれると、彼女の睡眠は改善して日中の眠気や不機嫌さが減り、生活がとても楽になりました。ウェンディは成長期を迎えて元気で明るくなり、風邪やひどい下痢も少なくなりました。しかし、いくつかの症状は残っていたのです。

睡眠はかなり改善されたものの、浅い眠り、荒い呼吸、寝起きの悪さが続いていることに私たちは気がつきました。OSAが解消されても、ウェンディはまだ軽度の呼吸障害を患っていたのです。ダウン症候群の子どもは筋緊張が弱いので、気道の問題が続いているのはこのせいだと思われます。また、中耳炎が続いており、食後にときどき胸の炎症による咳をすることがありました。これは、上気道が完全には機能していないため、継続的なモニタリングが大切という新たな兆候でした。

ダウン症候群や慢性疾患、関節弛緩症(エーラス・ダンロス症候群など)、頭蓋顔面形態疾患(ピエール・ロバン、クルーゾン、アペール、プラダー・ウィリー、ファイファー症候群など)の子どもたちは、頭や顔を構成する骨の形、大きさ、位置によって気道に障害が生じます[71]。これらの状態は、鼻腔が狭い、またはいびつであるなど、上気道の狭窄と関連しており、習慣的な口呼吸につながります。その結果、脳への酸素供給が妨げられ、SDBとなるのです[72]。また、上気道の筋肉が弱く力が入らないため、睡眠中に上気道が塞がりやすくなります。

そこで、口腔筋機能療法(第5章参照)がウェンディにとって不可欠となりました。筋機能プログラムは、口、顔、のどの筋肉系を改善し、呼吸習慣を再訓練するとともに気道を改善するものです。のどの上部の筋機能がベストな状態だと、中耳の滲出液を排出するのに役立つこともあるのです。ウェンディの場合はまさにそうでした。口腔筋機能療法を行ううちに、ウェンディは中耳に通す管を必要としなくなりました。馬に乗ったり、自分の畑で野菜を育てたり、ダンスをしたりと、女の子が大好きなことをすべてやりながら、呼吸も食事も睡眠もしっかりととれる、幸せな子どもになっていったのです。

71 Christian Guilleminault and Yu-Shu Huang, 'From Oral Facial Dysfunction to Dysmorphism and the Onset Of Pediatric OSA', Sleep Medicine Reviews, 2017, https://doi.org/:10.1016/j.smrv.2017.06.008.

72 Esfandiar Niaki, Javad Chalipa, and Elahe Taghipoor, 'Evaluation of Oxygen Saturation by Pulse-Oximetry in Mouth Breathing Patients', Acta Medica Iranica 48, no. 1 (15 February 2010).

私たちがよりよく成長、発達し、身体機能を健康的に整え、病気から身を守るために欠かせないものです。

今こそ行動するとき

睡眠の重要性は、数え切れないほどの研究で証明されています。少なくとも、よい睡眠をとることが非常に重要であることだけは認識するべきです。よい睡眠は、脳の組織を維持、修復しホルモンを補充するために必要です。また、私たちがよりよく成長、発達し、身体機能を健康的に整え、病気から身を守るために欠かせないものです。眠りが浅い、あるいは十分でなくてよいという選択肢はあり得ません。

しかし、この「よい睡眠」とは実際にはどのようなものなのでしょうか。また、子どもの睡眠の問題が睡眠関連疾患なのか、あるいは不適切な習慣や環境による睡眠の乱れなのか、どのように見分ければよいのでしょうか。ライフセーバーが安全な遊泳場所を選び、旗の間を泳ぐように指示するのと同じように、子どもの睡眠のライフセーバーになるためには、よい睡眠と悪い睡眠を見分け、正しい方向へ子どもを導く必要があるのです。第2章では、よい睡眠のために必要なプロセスと、子どもに多い睡眠関連疾患について説明します。

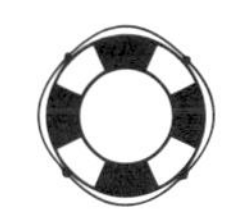

第2章

睡眠の問題を理解する

多くの子どもたちが睡眠の問題を抱えています。

20〜30％の子どもたちが、重大な就寝時の問題や、夜間に突然目が覚めてしまう問題を抱えていることを示した研究があります。それらの問題のほとんどは寝ることへの拒否、抵抗、動き回るといった行動が原因となっており、すべての年齢層でみられます。一方で、解決策があることもわかっています。

乳幼児にとって、中途覚醒はよくある睡眠の問題のひとつであり、生後6ヵ月以上の子どもの25〜50％が夜中に目が覚めるといわれています。原因として、睡眠退行（脳と体の急成長にともなう睡眠の乱れ）や分離不安、歯が生えるなどの心身の発達や成長による変化が考えられており、これらが睡眠のパターンやルーティンを乱すことがあります。この時期の赤ちゃんはより安心感や安らぎを必要としています。寝ることへの抵抗は10〜15％の幼児にみられて、就学前の子どもの15〜30％が寝つきが悪く夜中に目を覚ますことがあります。以前は稀だと考えられていましたが、学齢期では4〜10歳の子どもの25〜40％に睡眠の問題があることがわかってきました。この年齢の子どもの15％は寝ることを嫌がり、睡眠に関する不安（つまり「条件つき」不眠症）を抱えている子は11％います[73]。このような睡眠

心身の発達や成長による変化が考えられており、これらが睡眠のパターンやルーティンを乱すことがあります。この時期の赤ちゃんはより安心感や安らぎを必要としています。

睡眠関連疾患には医学的な診断が必要です。これに対し、習慣や環境から引き起こされる睡眠の乱れもあり、これはよくないルーティンや睡眠環境、情緒不安定などが原因で眠れなくなる状況を指します。

の問題は、子どもが理想的な時間に寝られなかったり、十分な睡眠をとれないことを意味します。また睡眠不足の子どもは、校則や家庭での約束などのルールを破る可能性が2倍になるというデータもあります[74]。

睡眠関連疾患には医学的な診断が必要です。子どもの5〜10%がいびきをかき[75]、2〜4%が閉塞性睡眠時無呼吸(OSA)を発症し[76]、その他にも上気道抵抗症候群(UARS)やむずむず脚症候群などの疾患を経験するといわれていますが、本当の割合を知ることは困難です[77]。睡眠の質の低下をもたらす口呼吸のような軽度の症状がある人もいます。これに対し、習慣や環境から引き起こされる睡眠の乱れもあり、これはよくないルーティンや睡眠環境、情緒不安定などが原因で眠れなくなる状況を指します。

睡眠に関する迷信は数多く存在します。

5年前、睡眠について子どもたちの親と話したとき、さまざまな考え方や神話、迷信を耳にし、子どもの睡眠に関する親の捉え方を理解することができました。

その一部を紹介します。

73 Judith A. Owens and Ronald D. Chervin, 'Behavioral Sleep Problems in Children', UpToDate, last updated February 23, 2017, https://www.uptodate.com/contents/behavioral-sleep-problems-in-children.

74 Scott Burgess, presentation, AAOM Inc Symposium Day (Coolangatta, February 17, 2018).

75 Smith et al., 'Impact of Sleep Disordered Breathing on Behaviour among Elementary School-Aged Children'.

76 Ibid.

77 Michael Gelb and Howard Hindin, GASP Airway Health: The Hidden Path to Wellness, (CreateSpace Independent Publishing Platform, 2016).

- 「彼はそのうち成長するから問題ないよ」
- 「彼女らしくてとてもかわいい」
- 「いつもいびきをかいているよ。でも静かないびきだから何の問題もないさ」
- 「あはは、父親と同じようにいびきをかいているわ」
- 「耳の感染症や病気になるのはよくあること」
- 「丸まって寝ているなんてかわいい」
- 「この子、寝たときと違うところにいるわ。なんてかわいいの」
- 「嵐がきたかのように、いつもベッドがぐちゃぐちゃ」
- 「寝息が聞こえるのは彼女が生きている証拠だ」
- 「大きないびきをかいているってことは、深い眠りについているのだろう」
- 「子どもはみんなおねしょをするものさ。彼女はおねしょをしなくなるのに時間がかかっただけ」
- 「この子、歯ぎしりをすると貨物列車みたいな音がする。部屋が遠くてよかった」
- 「父親に似て、いつも遅くまで起きているの」
- 「おばあちゃんもいびきをかくけど、元気だから大丈夫」
- 「ああ、眠たい。でも親が眠たいのは仕方がないわ」

あまり睡眠を必要としない子どもがいるというのは迷信です。

子どもたちの親が、これらを“普通のこと”として捉えてしまうことが問題です。結果として治療が行われず、子どもは必要な睡眠をとることができなくなってしまうのです。

そのような思い込みや迷信は、そろそろ否定されてもいい頃ではないでしょうか。ジュディス・オウエンス博士は「あまり睡眠を必要としない子どもがいるというのは迷信です。たしかに、ほとんどの子どもは自分が疲れていると伝えられないし、たとえ疲れているとわかっていても、なかなか自分からは言い出さないものです。しかし、どんな子どもでも適切な量の睡眠をとることが必要です。浅い睡眠や睡眠が妨害されることに対して子どもが順応することはなく、成長や学習を阻害してしまうだけなのです」と述べています[78]。

78　Owens and Mindell, Take Charge of Your Child's Sleep.

悲しいことに、睡眠に関する誤った考え方を持っているのは、親だけではありません。子どもの気になる様子や症状について、かかりつけの医師や専門医に相談したところ、「単に発達の段階であり、子どもは成長していくから問題ない」と断言された親を何人もみてきました。私が睡眠関連疾患の兆候や症状について話すと、「もっと早く知りたかった」「そのうち治ると思っていた」「何もできないと思い込んでいた」「問題だと気づかなかった」といった声が返ってきました。

子どもの睡眠に関する問題は、誰かが助けてくれるのを待つのではなく、親であるあなたが初期対応をすることが非常に重要です。そのためには、睡眠に関する思い込みや考え方を見直す必要があるかもしれません。

あなたは、子どもの幸せのためにもっとも尽力している人であり、子どもの睡眠習慣をもっともよく理解している人です。ライフセーバーとして、よい睡眠と悪い睡眠の違いを理解することで、問題があるかどうかを見分けることができます。早く気づくということは早く治療ができるということであり、早く取り組めば取り組むほどよいということなのです。

中には、寝不足の日が長く続き、それが当たり前になっている人もいます。

よい睡眠とは？

寝不足で目覚めが悪いことは、誰にでもあります。その感覚を一日中引きずることもあります。しかし、多くの人は「よい睡眠」とは何かを知りません。中には、寝不足の日が長く続き、それが当たり前になっている人もいます。

最近、ジリアン(睡眠に問題がある8歳の女の子)をずっと診察してきましたが、その結果、彼女は初めて落ち着いて注意深く話を聞けるようになり、3日連続で必要な量の睡眠をとることができたのです(この年齢ではちょうど10時間から11時間が適切な睡眠時間です)。母親は「ジリアンはいつも落ち着きがなく睡眠時間が短かったので、それが普通なんだと思っていました」と驚きながら話していました。

では、よい睡眠とは何でしょうか？　それは「静かで途切れることなく、年齢に合った時間だけ眠り、その結果すっきりとした目覚めを得る」ということです。

次の項目では、睡眠の基本的な仕組みや、あなたやお子さんがぐっすり眠るためのポイントを紹介します。

睡眠の種類とステージ

睡眠には、レム睡眠とノンレム睡眠の2種類があります。

ノンレム睡眠の中にも4つの段階があります。ステージ1とステージ2は浅い眠り、ステージ3とステージ4(通常、これらは複雑に絡み合っています)は深い眠りです。それぞれのステージで、脳波、呼吸、心拍数など、脳と体の活動が変化します。

・**ステージ1**：覚醒と睡眠の間にあるステージで、通常は全睡眠時間の5%を占めています。このステージでは心拍数が遅くなり、睡眠は非常に浅くなるため、少しの刺激で簡単に目が覚めてしまいます。

・**ステージ2**：もっとも長い睡眠のステージで、全睡眠時間の45〜50%を占めています。このステージでは、のどの筋肉を含むすべての筋肉が緩み始めるので、いびきをかき、外部からの刺激に対して反応しづらくなります。また、運動や身体的スキルの習得を含め、一日に得た情報や学習内容を脳に定着させることのできる大切なステージです。

・**ステージ3**：ステージ3とステージ4を合わせると、全睡眠時間の25%を占めます。体温、心拍数、呼吸数などがいちばん低くなる、もっとも深い眠りのステージのひとつです。脳と体はステージ2よりもさらにリラックスし、外部からの刺激にもさらに鈍くなります。睡眠時随伴症が起こったり、おねしょをするようになるステージです。また、宣言的記憶(事実や過去の経験、常識、新しい概念などの長期記憶)が 定着し、新しく学習した記憶がより強固になる時期でもあります。

・**ステージ4**：このステージでは脳の活動がいちばん低下し、もっとも深い眠りが訪れます。ステージ3、4の深い眠りでは、成長や組織の修復に関わるホルモンが分泌されるため、すっきりとした目覚めには欠かせません。

睡眠中にはさまざまな

ノンレム睡眠

STAGE 1

眼球はゆっくり動き、心臓と全身の筋肉もゆっくり動き、手足はぴくついているような状態で、すぐに起きやすい浅い眠り

起きている状態から深い眠りへの移行期で、脳はステージ2への準備をしている

刺激や不安は次のステージの睡眠に進むことを妨げ、入眠時間を遅らせる

STAGE 2

眼球運動は止まり、体温は低下し心臓の鼓動もゆっくりとなり、筋肉は弛緩していびきをかいたりする。このステージでは音や光などで起きることも少なくなる

その日学習した肉体的、思考的なスキルの統合が行われる

睡眠中の障害された呼吸は、より深い睡眠へ進むことを妨げてしまう

STAGE 3

体温と心臓の鼓動、脳活動は非常にゆっくりとなり、深い眠りは成長や細胞の修復をもたらす

宣言的記憶は統合され、成長や細胞修復のためのホルモンの放出で次の日の学習の準備を行う

おもらし、睡眠時遊行症(夢遊病)などは、このサイクルが障害された際に発生する

STAGE 4

脳活動はもっとも低下し、眼球活動や筋活動も無くなるもっとも深い眠りとなり、起きるのは非常に困難

宣言的記憶は統合され、成長や細胞修復のためのホルモンの放出で次の日の学習の準備を行う

夢遊病や夜驚症が起きる

体内で起きていること

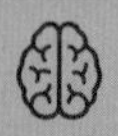

脳内で起きていること

どういった問題が起きるか

ことが起こっています

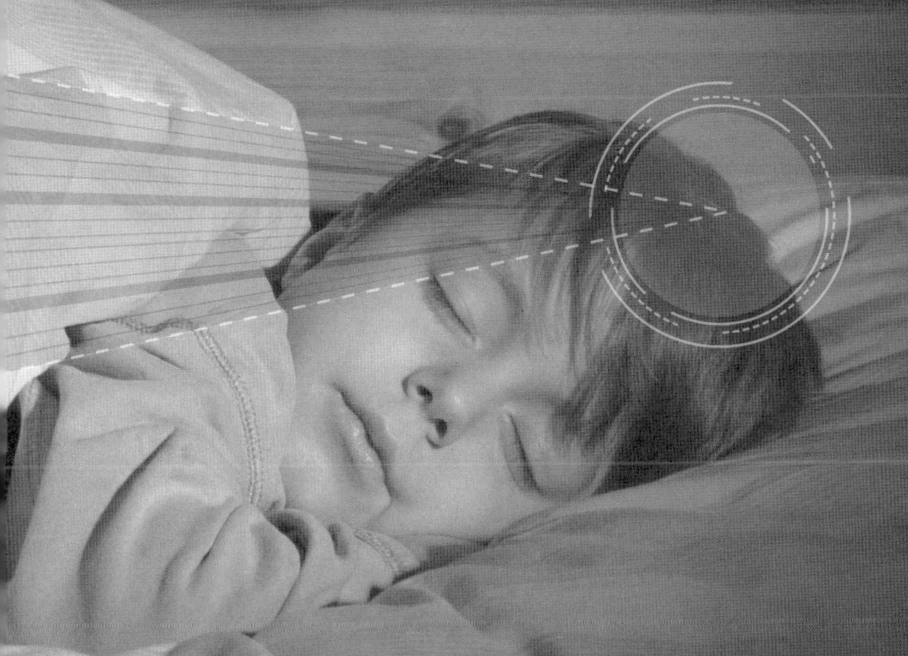

スッキリ目覚めて次の日の準備をするためには、推奨される睡眠時間を確保して、睡眠の4ステージとレム睡眠を毎晩クリアすることが必要になります。

ノンレム睡眠のサイクルは、大人で約90分です。通常の睡眠サイクルでは、ステージ1、2、3、4と進み、その後ステージ2に戻ってからレム睡眠が始まります。睡眠サイクルの間には短い目覚めがありますが、次の睡眠サイクルに移行するまでの数秒間だけなので、ほとんどの人はこれに気づいていません。

レム睡眠は段階的に起こり、10分程度のレム睡眠から始まって徐々に長くなり、最後のレム睡眠は1時間にも及びます。ノンレム睡眠とレム睡眠の一連の睡眠サイクルは、毎晩4～5回起こります。最初のサイクルは約90分で、その後は100分から120分かかります。しかし乳幼児は、睡眠時間に応じてノンレム睡眠からレム睡眠へのサイクルがより頻繁に行われます。

レム睡眠のときは夢をみますが、これは記憶力を高めたり、トラウマになるような体験に対処するために必要不可欠なことです。この段階では、呼吸筋以外の体は「麻痺」しており、夢を鮮明に覚えていることはあまりありません。しかし脳内では、毒素の排出やホルモンの分泌などの生理学的活動が行われています。あなたの夢も情動記憶を定着させ、問題の管理や解決に一役買っています。

レム睡眠のときは夢をみますが、これは記憶力を高めたり、トラウマになるような体験に対処するために必要不可欠なことです。

手続き記憶と空間記憶もレム睡眠中に作られます。手続き記憶は、歯みがきや着替えなどの日常的な動作や作業、技能を習得するもので、空間記憶は、自宅から店までの道のりや家のどこに何があるかなど、空間や場所の認知に関するものです。

レム睡眠中の脳の酸素消費量とエネルギー消費量は、起きているときや難しい問題に取り組んでいるときよりもさらに多くなります。呼吸数が増えて心拍数や血圧も上昇し、覚醒に近い状態になります。レム睡眠中の筋肉が麻痺している状態では、体温調節はうまくできません。

脳と体をしっかり回復させるためには、一度の睡眠でノンレム睡眠とレム睡眠

レム睡眠の欠如は、とくに幼児期において複雑な課題をこなす能力を低下させます。

のすべてのステージを経験する必要があります。レム睡眠の欠如は、とくに幼児期において複雑な課題をこなす能力を低下させます。年齢にもよりますが、ちょうどよい睡眠時間を確保するためにもっとも必要なことは、4、5回以上の睡眠サイクルを経て自然に目覚めることです。

レム睡眠で何が起きているのか

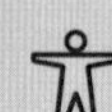

血圧、呼吸、心拍は増加して起床の準備をしているが、まだ筋肉は麻痺した状態
エネルギーと酸素が大きく消費され、脳内の毒素が排出されてホルモンが分泌される

手順や空間的な記憶力を高め、トラウマに対処し、スピーチやバイクに乗ったりするなどの複雑な活動の学習統合を行う

早期に覚醒してしまったり睡眠障害により睡眠サイクルが妨げられている状態、睡眠麻痺の状態において、必要なレム睡眠がとれなくなる

体内で起きていること　脳内で起きていること　どういった問題が起きるか

スッキリ目覚めて次の日の準備をするためには、推奨される睡眠時間を確保して、睡眠の4ステージとレム睡眠を毎晩クリアすることが必要になります。

夢の重要な役割

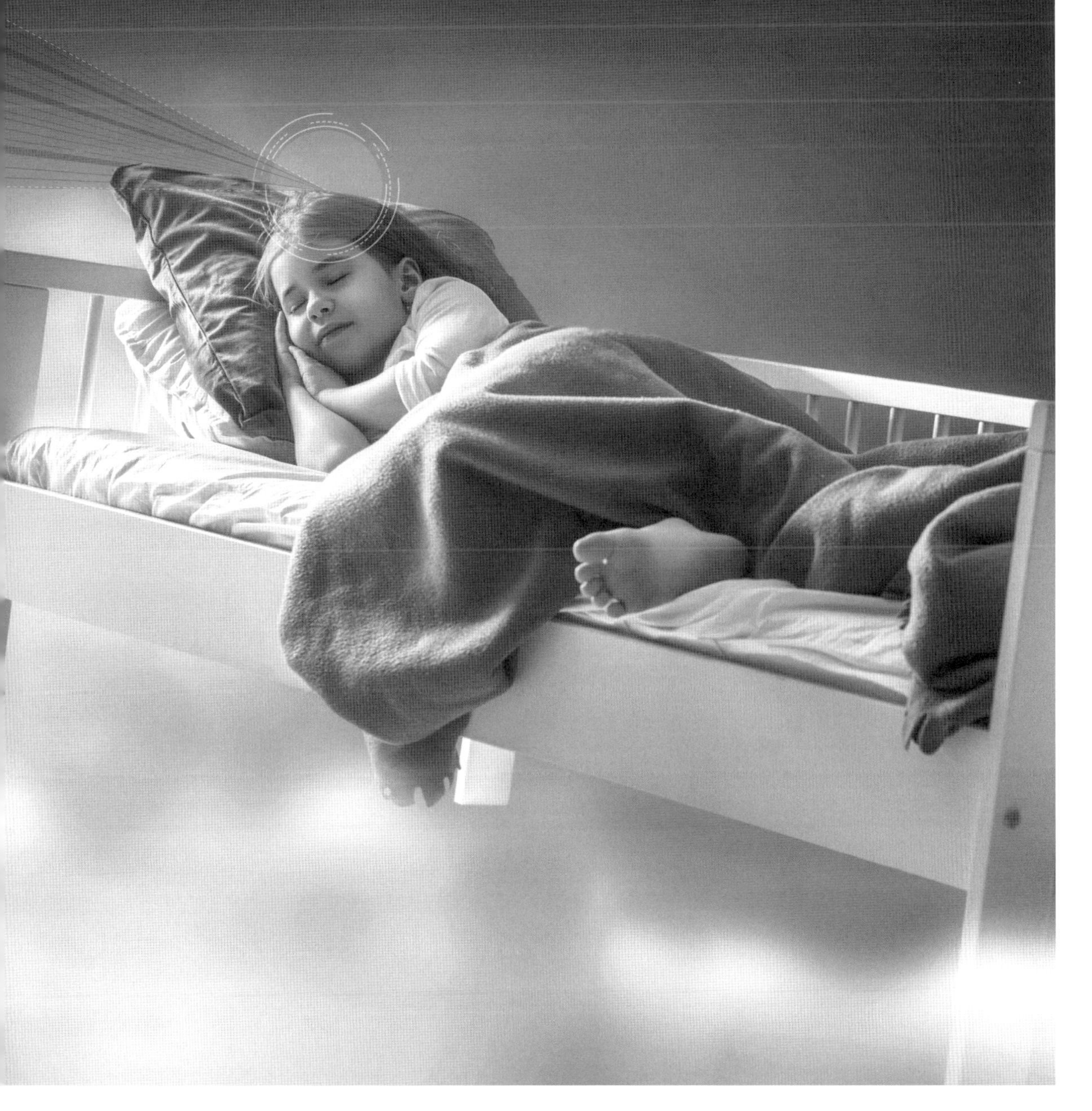

睡眠と脳の魔法[79]

かつて科学者たちは、私たちが眠ると同時に脳も眠りにつくと考えていました。しかし実際はその逆で、睡眠中の脳の働きについて最新の科学ではまったく異なる見解が示されています。それはまるで魔法のようなもので、「グリンパティック」と呼ばれています[80]。

このプロセスは最近まで知られていませんでしたが、私たちの脳の広範囲に存在する血液系に類似した「巨大な夜間の流通ネットワーク」がある研究で発見されたのです。このシステムは、私たちが眠っている夜間に開く、液体で満たされたチャネルのことをいいます。グリア細胞と呼ばれる脳細胞が収縮し、チャネルシステムが開いて脳脊髄液で満たされるようになります。脳細胞と脳脊髄液の間では、多くの化学物質やホルモンの交換が睡眠の各ステージで行われており、これは脳の健康維持に不可欠です。

神経科学者のジェフ・イリフ氏は「One more reason to get a good night's sleep」というテーマでTED（さまざまな分野での世界的なトップランナーのプレゼンテーションを試聴できる番組）で講演しましたが、その中でグリンパティックシステムを「継続的な栄養補給、脂質や糖分の供給、老廃物除去、重要なホルモンや神経ペプチドの制御を行うことで成長、免疫、食欲、糖分を摂取したい欲求などをコントロールすることができるシステム」と表現しています。また、「このプロセスを組織化して促進するものが、特殊な配管のネットワークです。このおかげで、これらの栄養素が脳の隅々まで行き渡るようになりました。しかし、このようなことが起こるのは眠っている間だけなので、発見が難しかったのかもしれません」とも述べています[81]。

老廃物除去に関していうと、グリンパティックシステムによって、アルツハイマー病に関係するアミロイドベータという脳内の有害な老廃物を素早く取り除く

79　Nadia Aalling Jessen, Anne Sofie Finmann Munk, Iben Lundgaard and Maiken Nedergaard, 'The Glymphatic System: A Beginner's Guide', Neurochemical Research 40, no. 12 (2015), https://doi.org/10.1007/s11064-015-1581-6.

80　J. J. Iliff, M. Wang, Y. Liao, B. A. Plogg, W. Peng, G. A. Gundersen, H. Benveniste, G. E. Vates, R. Deane, S. A. Goldman, E. A. Nagelhus and M. Nedergaard, 'A Paravascular Pathway Facilitates CSF Flow through the Brain Parenchyma and the Clearance of Interstitial Solutes, Including Amyloid β', Science Translational Medicine 4, no. 147 (2012), https://doi.org/10.1126/scitranslmed.3003748.

81　Jeff Iliff, 'One More Reason to Get a Good Night's Sleep', Filmed September 2014 at TEDMED 2014, TED video, https://www.ted.com/talks/jeff_iliff_one_more_reason_to_get_a_good_night_s_sleep.

ことができます。睡眠の質と量の悪化が脳内に蓄積されるアミロイドベータの量と関連していることから、グリンパティック機能の低下は、アルツハイマー病やパーキンソン病などの神経変性疾患や、外傷性脳損傷、脳卒中にも関わっていると考えられています。

イリフ氏は、グリンパティックシステムを家の掃除に例えています。家では掃除を定期的にきちんと行わないと、部屋がどんどん散らかり、さらに掃除が大変になっていきます。脳の掃除においても、脳内での情報処理や記憶の定着がうまくいっていなければ、ベストな状態にはなりません。このプロセスは、一晩にすべての睡眠ステージを3回、4回、5回(赤ちゃんの場合はそれ以上)と繰り返して初めてしっかりと機能します。

つまり、脳の「グリンパティック」が必要不可欠な「クリーニング」と翌日の準備を終えるために、毎晩レム睡眠とノンレム睡眠のすべてのステージを含む睡眠サイクルを経る必要があるということです。よい睡眠はとても重要なのです。

つまり、脳の「グリンパティック」が必要不可欠な「クリーニング」と翌日の準備を終えるために、毎晩レム睡眠とノンレム睡眠のすべてのステージを含む睡眠サイクルを経る必要があるということです。

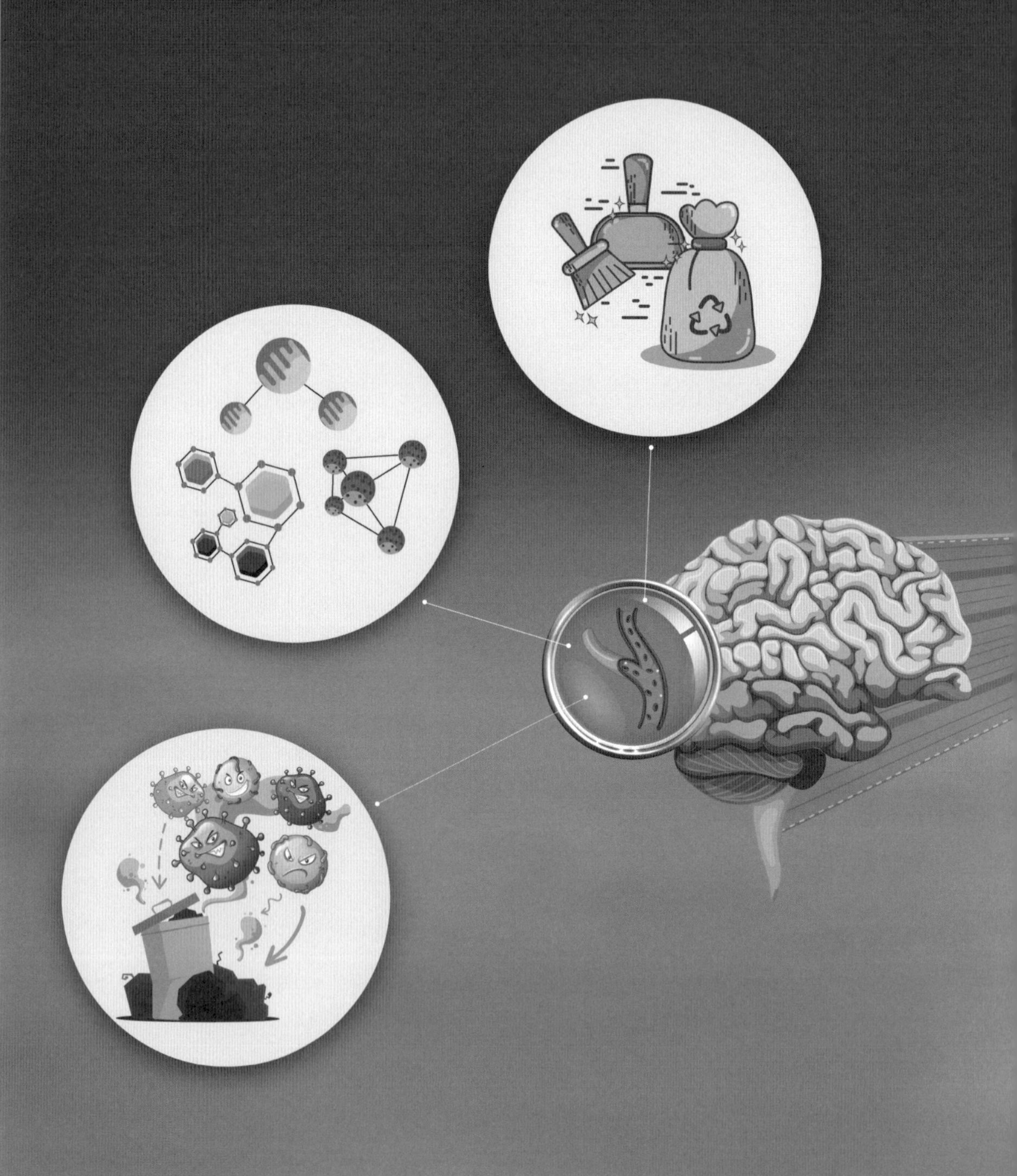

眠っている間、
脳はとっても忙しい

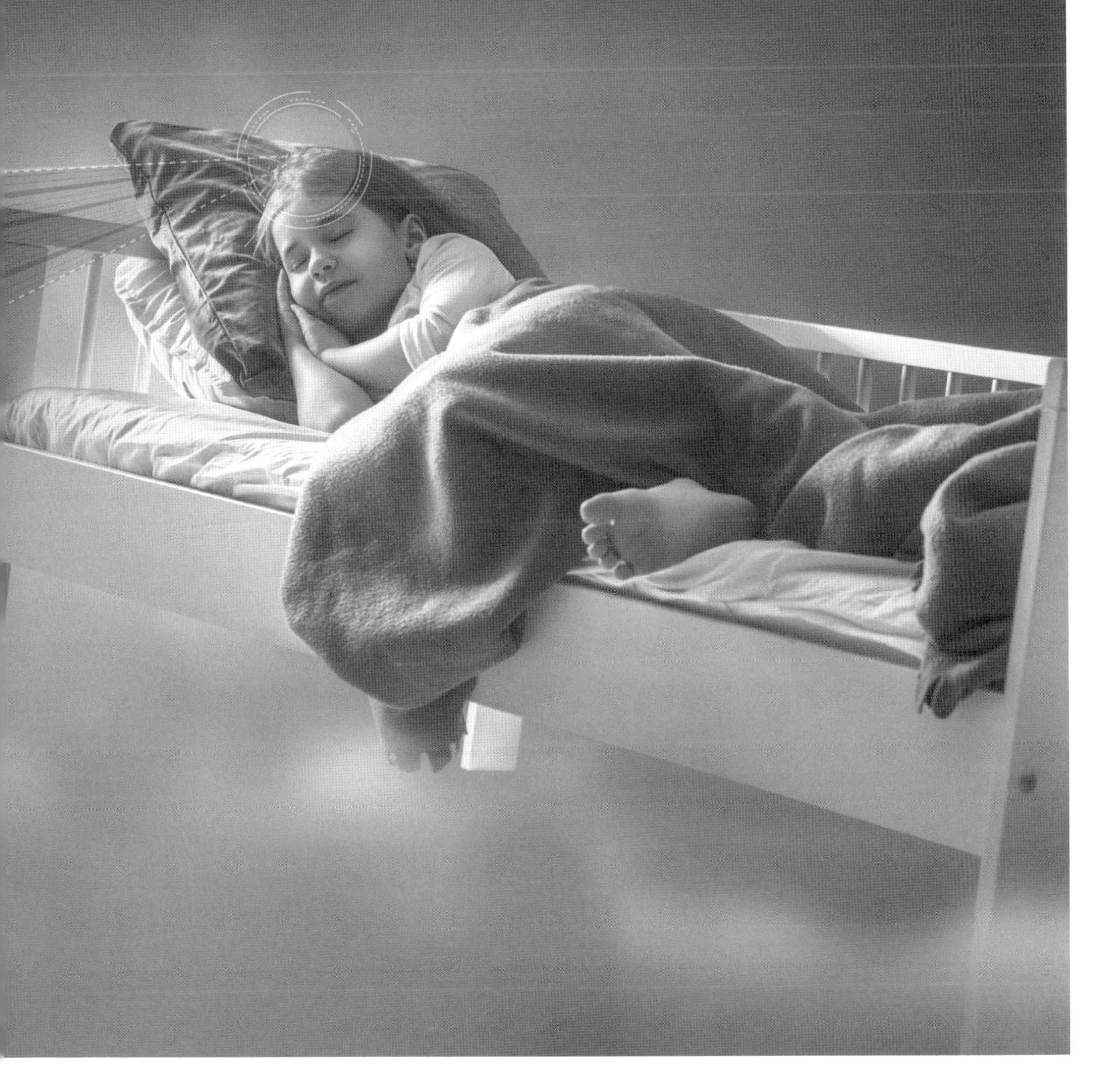

睡眠時間はどのくらい必要か

さまざまな睡眠ステージを考慮したうえで、あなたとお子さんがもっとも効果を実感するためには、いったいどれくらいの睡眠時間が必要なのでしょうか？

これは年齢によって異なり、小さな子どもは大人と比べるとより多くの睡眠時間を必要としますし、個人差もあります。

以下の表は、最新の科学的研究に基づいたアメリカ睡眠医学会のガイドラインに基づく目安です。

	理想的な睡眠時間	一日における睡眠の割合
0〜3ヵ月	14〜17時間	58〜71%
4〜12ヵ月	12〜16時間	50〜67%
1〜2歳	11〜14時間	45〜58%
3〜5歳	10〜13時間	42〜54%
6〜12歳	9〜12時間	37.5〜50%
13〜18歳	8〜10時間	33〜42%
18歳以上	7〜9時間	29〜37.5%

このように各年齢層で必要な睡眠時間にばらつきがありますが、これらの違いにはさまざまな要因が絡んできます。一般的な要因としては、睡眠欲(一日を通して蓄積され、昼寝や日中の活動に左右される)や、概日リズムがあります。

概日リズムは日中の覚醒と夜の眠気を決めているもので、通常は生後6ヵ月以内に発達し、赤ちゃんが夜、より眠るために役立ちます。早起きか遅寝かは、人それぞれの概日リズムによって決まっており、このリズムは光、音、周りの雰囲気、活動レベルなどの環境的な要因に大きく左右されます。日没とともに脳内で放出されて入眠のきっかけになるメラトニンというホルモンに影響を与えるため、光はもっとも重要な要素といえます。

中には遺伝的に睡眠時間が短い人もいますが[82]、毎晩6時間の睡眠だけで脳のパフォーマンスを保つことができる人は、1〜3%しかいないといわれています。睡眠時間が短いかどうかは遺伝子の発現によって決まります[83]。そのため、自分で鍛えて必要な睡眠時間を少なくすることはできません。

少なすぎるのも多すぎるのも欠点はあります。“ちょうどいい睡眠時間”を知りたければ、年齢別の推奨睡眠時間を参考にするとよいでしょう。

リチャード・ワイズマン氏は、正しい睡眠時間を確保するための「ゴルディロックスの原理」について、次のように語っています。「少なすぎるのも多すぎるのも欠点はあります。“ちょうどいい睡眠時間”を知りたければ、年齢別の推奨睡眠時間を参考にするとよいでしょう[84]。体調が悪いとき、けがを治したいとき、成長期などでは、当然ながら体がより多くの睡眠を必要とすることがあります。しかしそれ以外のときは、“ちょうどいい”にこだわるのがベストです。寝過ぎが体に害を及ぼすとは考えにくいかもしれませんが、基礎疾患のサインとも考えられ、糖尿病、うつ病、呼吸器疾患、心疾患などの発症リスクの増加と関連します」。

82　Arianna S. Huffington, The Sleep Revolution: Transforming Your Life, One Night at a Time (New York: Harmony, 2016).

83　Y. He, C. R. Jones, N. Fujiki, Y. Xu, B. Guo, J. L. Holder, M. J. Rossner, S. Nishino and Y. H. Fu, 'The Transcriptional Repressor DEC2 Regulates Sleep Length in Mammals', Science 325, no. 5942 (2009), https://doi.org/10.1126/science.1174443.

84　Wiseman, Night School: The Life-Changing Science of Sleep.

睡眠のステージ

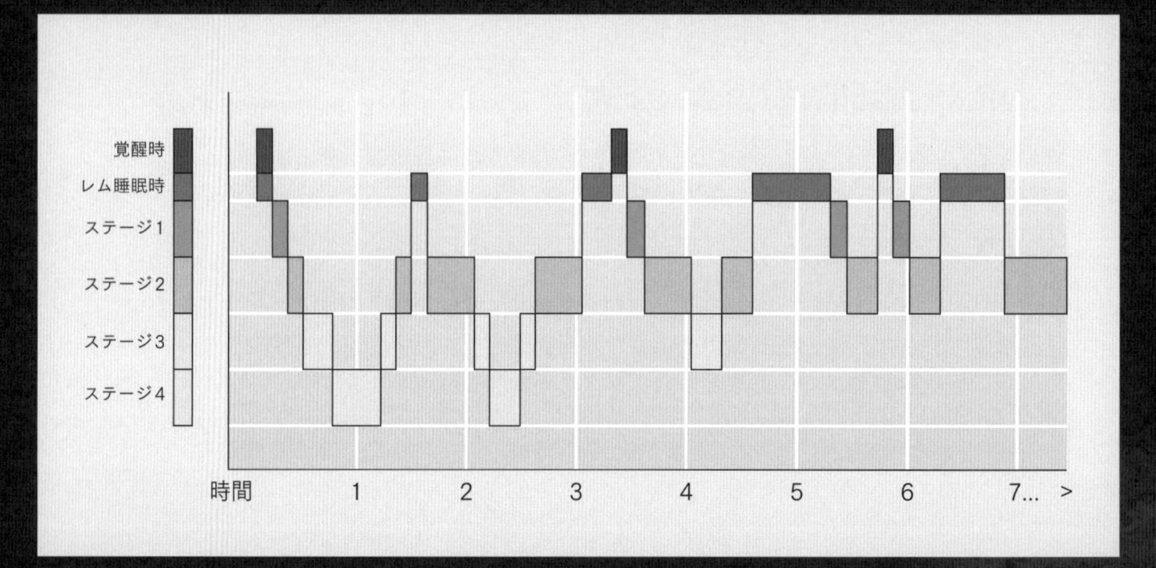
覚醒時
レム睡眠時
ステージ1
ステージ2
ステージ3
ステージ4
時間
1
2
3
4
5
6
7... >

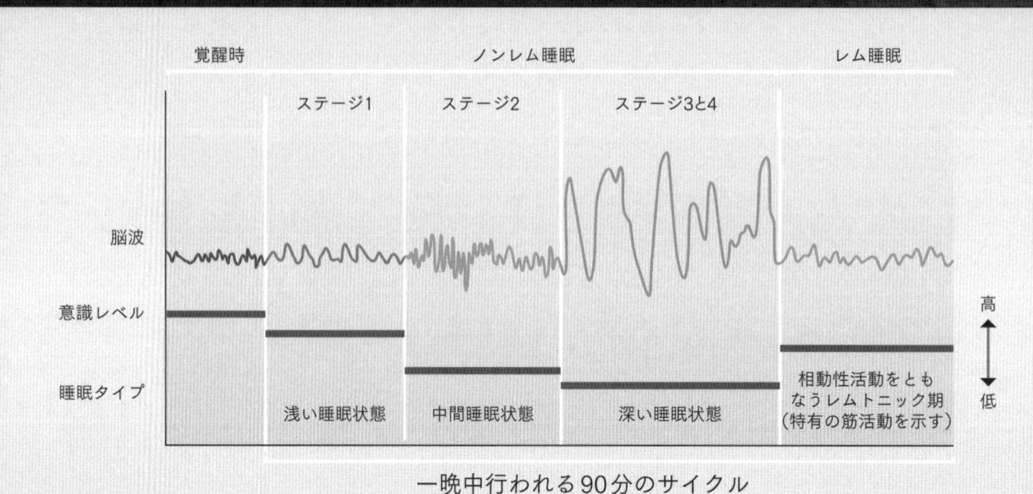
覚醒時
ノンレム睡眠
レム睡眠
ステージ1
ステージ2
ステージ3と4
脳波
意識レベル
睡眠タイプ
高
低
浅い睡眠状態
中間睡眠状態
深い睡眠状態
相動性活動をとも
なうレムトニック期
（特有の筋活動を示す）
一晩中行われる90分のサイクル

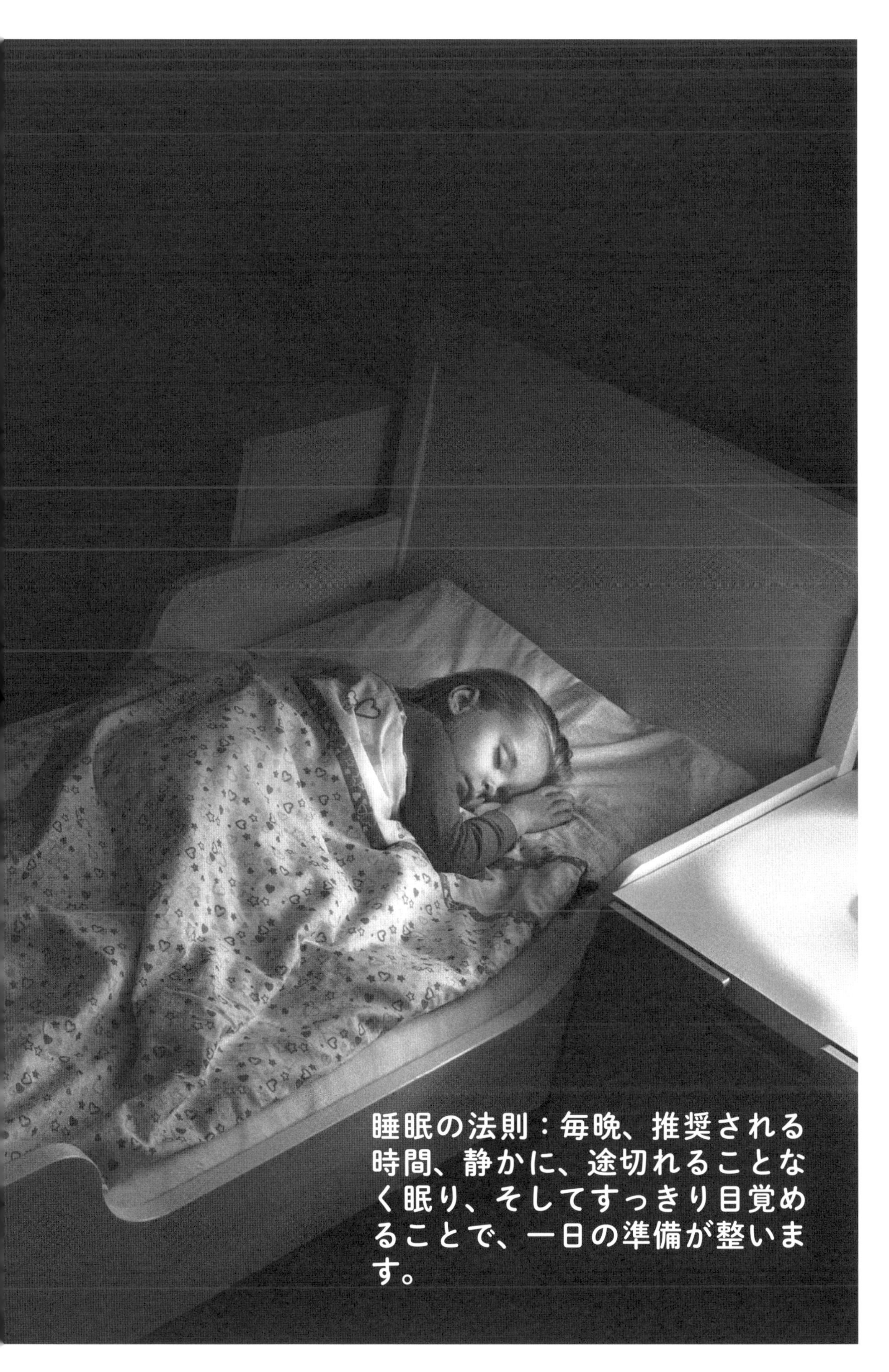

睡眠の法則：毎晩、推奨される時間、静かに、途切れることなく眠り、そしてすっきり目覚めることで、一日の準備が整います。

よい睡眠の法則

ここまでの話を総合すると、よい睡眠の法則はとてもシンプルです。

良質＋適量＝よい睡眠

よい睡眠とは、「静かに何時間も眠り続け、すっきりとした目覚めを得ること」です。

睡眠の質と量は切っても切り離せない関係です。質の高い睡眠をとっても睡眠時間が短ければ、脳のクリーニングは不完全ですし、睡眠時間は十分でも質が悪ければ(つまり、さまざまな睡眠ステージを効果的に、あるいは十分に経過していなければ)、脳のクリーニングは不完全なものとなります。

覚えていますか？　よい睡眠とは、「静かに何時間も眠り続け、すっきりとした目覚めを得ること」です。正しい方法で睡眠をとれば、より幸福に、より穏やかに、よりエネルギッシュに過ごせて、空腹を抑えることができ、エナジードリンクやカフェイン、甘い食べ物でごまかす必要がなくなります。思考力が鋭くなり、創造力が高まり、体力がつき、免疫力が向上します。

残念なことに、睡眠関連疾患や習慣、環境が原因で眠れていなければ、睡眠の質と量の両方が乱れてしまいます。

よい睡眠をするために

適切な睡眠の質：
静か、途切れない、
動かない、すっきりとした
目覚め

適切な睡眠の量：
24時間の中で年齢ごとに
必要な時間

睡眠の質と量に支障をきたすと、脳の重要なプロセスが阻害されます。
(睡眠と脳については56、57ページで詳しく解説しています)

大切なことは"一貫性"です。一晩だけぐっすり眠ればいいのではなく、毎晩ぐっすり眠ることが必要です。なぜよい睡眠をとるのか？　それは、よい睡眠の法則を毎日繰り返し達成することで、あなたとお子さんが身体的、精神的、社会的、情緒的にベストな状態でいられるような環境を整えるためです。

最近では、過密なスケジュールや無理な約束、過労など、誰もが自分のキャパシティを超えてしまうような状況を強いられています。少しでも多くの作業をこなすために、多くの人は睡眠時間を削ってしまっているのです。失った睡眠は取り戻せるという声をよく聞きますが、実際には不可能です。ゴルディロックスの原理によれば、一定の睡眠時間が必要とされています。週末に寝だめをして睡眠不足を解消しようとすることは、翌日の生活リズムを崩し、睡眠のきっかけとなる生活習慣や環境との関連づけを脳がうまくできなくなるため、おすすめしません。あなたやお子さんが睡眠不足になるたびに、"取り戻す"ことのできない負債が生まれます。少なくとも、どのようにしたらその負債を取り戻すことができるかは、まだ明らかにされていません。

最近では、過密なスケジュールや無理な約束、過労など、誰もが自分のキャパシティを超えてしまうような状況を強いられています。少しでも多くの作業をこなすために、多くの人は睡眠時間を削ってしまっているのです。

前章でも触れましたが、睡眠の問題の影響はじわじわと出てきます。質の悪い睡眠が一晩続くと、ぐったりしてベストな状態ではなくなります。さらに、睡眠呼吸障害（SDB）などの睡眠の問題が何日も続くと、体が炎症を起こし、衰え、最終的には高血圧、心疾患、代謝異常、肥満、うつ病、がんなどにつながることもあります[85]。

85　Nieto et al., 'Sleep-Disordered Breathing and Cancer Mortality'.

悪い睡眠とは

さて、ここまでよい睡眠についてみてきましたが、悪い睡眠とはどのようなものでしょうか。

悪い睡眠は連鎖的に起こります。睡眠の量、質、一貫性を妨げるものは、どんなに軽度であっても、何かしら影響があると言えるでしょう。軽いものであれば普段は我慢できるかもしれませんが、その代償は大きく、睡眠負債を積み重ねることになります。

睡眠関連疾患は90種類以上あるといわれています。そのすべてを詳しく説明することはできませんが、この章の残りの部分では、一般的な疾患をいくつか取り上げていきます。睡眠関連疾患は、専門医による適切な診断と治療を受けることが重要です。ここでは、お子さん(あるいはあなた自身)の睡眠の危険信号を見分け、専門医を受診するタイミングを知るために必要なことをお伝えします。

一般的な睡眠関連疾患について

■不眠症

不眠症は、睡眠関連疾患の中でもっとも多くみられる疾患です。寝つきが悪い、夜中に目が覚めてなかなか寝つけない、朝早く目が覚めてしまうなど、睡眠が浅くなったり細切れになってしまい、睡眠の質を低下させます。

不眠症の人は、スッキリしない目覚め、日中の過度の眠気、エネルギーの不足、集中力の低下、不機嫌、記憶力の低下、人間関係のトラブル、うつ病、疲れているのに落ち着きがないなど、睡眠不足によるあらゆる症状がみられます。また、大人の場合は仕事のトラブルや交通事故、子どもの場合は不手際や転倒、衝突などの事故に遭いやすくなる傾向があります。

■睡眠呼吸障害(SDB)

SDBは、睡眠中に起こる呼吸障害の総称です。SDBは睡眠サイクルの正常な移行を妨げるため、子どもが深い眠りにつきにくくなります。またSDBは、睡眠関連疾患の中で2番目に多い疾患です。

睡眠中に子どもの呼吸が乱れると、体はこれを窒息の状態だと認識します。気道の筋肉の弛緩や寝相の悪さなどが原因で気道が狭くなると、頑張って呼吸をしなくてはならず、呼吸の深さも理想的ではなくなります。このような状況だと、心拍数は増加し血圧が上昇、さらに脳の覚醒により睡眠は中断されてしまい、重要な脳内処理が妨害されてしまうのです。血液中の酸素濃度が低下し、脳と体の両方に影響を及ぼすこともあります。

呼吸機能が乱れると、睡眠時無呼吸のように息が止まる瞬間もあり、場合によっては10秒以上呼吸が止まることもあります。このような呼吸の乱れは、エベレスト登頂時の呼吸に匹敵するほど体に負担をかけるのです。

SDBスペクトラムに含まれる疾患は以下の通りです。

- **閉塞性睡眠時無呼吸(OSA)**：OSAは、睡眠中に気道が部分的にあるいは完全に閉塞する症状を繰り返す疾患です。これによる断続的な酸素の低下が、睡眠の分断や質の低下を招きます。10秒以上の呼吸停止が1時間に1〜5回の場合は軽度のOSA、5〜10回は中等度のOSA、10回以上は重度のOSAとする基準が一般的に用いられることがあります(訳注1)。OSAは生命を脅かす疾患であり、壊滅的な影響を及ぼします。OSAの結果として、孤独感、うつ病、記憶障害、多動、不注意、日中の過度の眠気、学業の成績低下、血圧上昇などの健康上の問題が発生します。また、ADHDに似た行動をとるようになり、OSAの子どもは思いやりの心が育ちにくくなります。そういった子どもは、いじめっ子にも、いじめられっ子にもなりかねません。彼らの生活の質は本当に悪いのです[86,87]。幸いなことに、OSAを治すと行動はすぐに改善されます。アデノイドと口蓋扁桃(一般的に扁桃腺と呼ばれる)を取り除くことが、もっとも一般的なOSAの治療法です。しかし、もっとも重い臨床症状を軽減することができても、SDBに当てはまる症状が残っていることがあるため、それをチェックすることが重要です。悲しいことに、多くのOSAの子どもたちが誤診、あるいは診断すらされていないのです。

86　Kheirandish-Gozal, 'Morbidity of OSA in Children'.
87　Macey et al., 'Altered Regional Brain Cortical Thickness in Pediatric Obstructive Sleep Apnea'.
（訳注1）2023年現在、米国睡眠医学会（AASM）によるICSD-3の診断基準が広く用いられていますが、OSA（小児）について重症度分類の記載はありません。

- **いびき**：いびきは、気道の閉塞や狭窄によって空気抵抗が大きくなることで起こります。閉塞は上気道(鼻からのどまでの部分)の一点で起きることがあり、一般的に鼻や舌の奥で発生します。のどの筋肉が弛緩すると気道が狭くなり、空気が通過する際にのどの筋肉や軟口蓋、舌の奥が振動するようになります。そのため、呼吸がうるさくなったり、いびきをかいたりします。約10%の子どもが定期的にいびきをかいており、多くの親は「いびきをかくのは子どもが深く眠っている証拠だ」と思い込んでいます。いびき(たとえ静かだとしても)は、肺や血流、脳に届く酸素のレベルを低下させてしまいます。残念ながら、どれほど深刻なものかを認識している親はごくわずかです。睡眠の覚醒や分断につながり、仰向けで寝るときに多くみられます。

- **上気道抵抗症候群(UARS)**：UARSは、睡眠中の呼吸の抵抗によって引き起こされる睡眠障害で、通常は気道の物理的な狭窄が原因となります。UARS は日中の過度の眠気や疲労感など、OSAと同様の症状を引き起こすことがあります。上気道での空気抵抗が発生して覚醒を繰り返しますが、この覚醒は呼吸1〜3回分と短く、通常の睡眠検査では検出されないことが多いです。これらを測定するためには、気道の圧力モニタリングが必要となります[88]。悲しいことに、UARSの患者さんの多くは診断されず、治療もされていないのが現状です[89]。

- **呼吸努力関連覚醒反応(RERA)**：RERAは、努力呼吸に連動して深い眠りから浅い眠りへ急激に変化してしまうことです。睡眠のスクリーニング質問表では計測されませんが、医学的な睡眠調査では呼吸の痕跡として確認することができます。睡眠の分断を引き起こし、一晩に何度も起こるようであれば、これは睡眠による休息が十分にとれていないことを意味します。閉塞によって気道が陰圧になると、胃液の逆流をともなうことがあります。また、窒息やあえぎ声などの呼吸の乱れも起こります。そして、体は呼吸をするために覚醒してしまいます。夜中にこのような発作を繰り返すと、OSAと同じような結果(症状)

88 Barbara A. Phillips and Meir H. Kryger, 'Management of Obstructive Sleep Apnea-Hypopnea Syndrome', Principles and Practice of Sleep Medicine, 2011, https://doi.org/10.1016/b978-1-4160-6645-3.00110-9.

89 Gang Bao and Christian Guilleminault, 'Upper Airway Resistance Syndrome-One Decade Later', Current Opinion in Pulmonary Medicine 10, no. 6 (2004), https://doi.org/10.1097/01.mcp.0000143689.86819.c2.

になることがあります[90]。

・**口呼吸**：口呼吸は、鼻が詰まっていたり、鼻腔が狭かったり、あるいは周りの人が口呼吸をしているのを無意識に真似することで身につく習慣です。あまりにも多くの人が口呼吸のため、親は子どもの口呼吸の状況や問題を認識することはなく、むしろ無害だと考えているのです。口呼吸の話が出ると、親はよく、自分の子どもは口呼吸をしていないと言います。しかし、みるべきポイントを一度理解すると、驚くことに親自身も子どもも口呼吸であると自覚することが多いのです。口呼吸の習慣は鼻の機能を低下させ、鼻づまりを引き起こします。また、口呼吸は血中酸素濃度を低下させることが研究で証明されています[91]。

■睡眠時随伴症

睡眠関連疾患のうち、もっともよく知られているものは、睡眠時遊行症(夢遊病)、睡眠時驚愕症(夜驚症)や寝言などの睡眠時随伴症です。子どもは深い眠りにつく時間が長いため、大人よりも子どものほうが睡眠時に異常行動をする頻度が高いといわれています。ステージ3と4の深い眠りから移行する際の睡眠前半の微覚醒時に発生すると考えられており、このとき体は深い眠りについているのに、脳は他の作業を行えるほど目覚めている状態になっています。通常は4歳から6歳の間に発症することが多く、4歳から8歳の間にピークを迎えます[92]。

睡眠時随伴症には、以下のようなものがあります。

・**睡眠時遊行症(夢遊病)と寝言**：睡眠時遊行症である人の30%は、家族にも同じ症状を持っている人がいるそうです。一方、子どもたちの40%は少なくとも1回、3〜4%は毎週または毎月寝ながら歩く経験をしています。その状態は自動運転のようなもので、子どもは起きているようにみえても、実は穏やかに眠っている状態なので、親としては対応に苦慮するところです。周囲の安全を

90 Barry Krakow, Jacoby Krakow, Victor A. Ulibarri and Natalia D. Mciver, 'Frequency and Accuracy of 'RERA' and 'RDI' Terms in the Journal of Clinical Sleep Medicine from 2006 through 2012', Journal of Clinical Sleep Medicine, 2014, https://doi.org/10.5664/jcsm.3432.

91 Niaki et al., 'Evaluation of Oxygen Saturation by Pulse-Oximetry in Mouth Breathing Patients'.

92 Owens and Mindell, Take Charge of Your Child's Sleep.

確保すること以外には、何もしないか、子どもをそっとベッドに連れ戻すのが最善策で、あまり親が介入してしまうと、かえって長引いてしまうこともあります。寝言も同じ睡眠時随伴症のひとつですが、睡眠時遊行症と比較すると問題は少ないです。

- **睡眠時驚愕症(夜驚症)**：6%の子どもが睡眠時驚愕症(悪夢とは異なる)を経験しています。睡眠時驚愕症は、強いストレスを感じることで、心拍数が速くなり、暴れたり、叫んだり、人を突き飛ばしたりといった異常行動をとります。悪夢とは異なり、睡眠時驚愕症は睡眠のステージ 3とステージ4で起こり、目覚めたときには何も覚えていません。SDBを持つ子どもはより頻繁に発生するため、上気道の抵抗が引き金になっているのではないかと推測されています。睡眠時驚愕症は、親にとって非常にストレスが多くて怖いものです。子どもが成長して深い眠りが少なくなるため、通常は10代で治まることが多いようです。

- **悪夢**：悪夢は睡眠時随伴症ではなく、睡眠時驚愕症とも異なりますが、両者が混同されることも多いので、ここで紹介しておきます。3歳から6歳でピークを迎える悪夢は、心拍数を上げ、発汗や歩行の原因となり、他の睡眠時随伴症を引き起こします。夜中や早朝に発生しやすいもので、子どもの3%は悪夢を繰り返しみます。悪夢を繰り返すと、子どもは怖くてベッドに入れなくなり、恐怖のあまり眠れなくなることもあります。悪夢も夢もレム睡眠中に起こります。もっとも重要なことは、なぜそのような夢をみてしまうのか、その原因を突き止め、子どもたちがその怖い夢に対処できるようにすることです。悪夢はトラウマになるような出来事や、心理的な苦痛から生じることが多く、頻繁にひどい悪夢をみる場合は、精神科医や心理学者の助けが必要になることもあります。

睡眠時随伴症は親にとっては怖いものですが、身体的な危険性がない限りは無害です。子どもが目を覚まして家の中をうろうろしたり、叫び声をあげたり、奇妙な台詞を言ったり、奇妙な動きをしたりするのをみて戸惑うことがありますが、たいていはベッドに戻るとすぐに眠りにつきます。

すでに睡眠時随伴症を発症している場合、睡眠不足、不規則な睡眠、遅い就寝時間、発熱、薬、膀胱充満、睡眠環境の変化、騒がしい環境、ストレス、その他の睡眠関連疾患などがあると、睡眠時随伴症をさらに悪化させる可能性があります。SDBなど、他の睡眠関連疾患を診断するためには、医療機関を受診することが望ましいでしょう。

通常、睡眠時随伴症は大きな問題はありませんが、子どもに危険があると感じたり、家族に大きな支障がでる場合は、睡眠専門医の助けを借りてください。

■むずむず脚症候群

むずむず脚症候群とは、横になっているときに脚を動かしたい衝動に駆られるもので、夜間にピリピリとした痛みやかゆみをともなうことがあります。むずむず脚症候群は寝つきが悪くなり、夜間の覚醒につながるため、睡眠の質を低下させる原因となります。成人の約10%、小児の約2%がむずむず脚症候群を経験しており、SDBとの相関もみつかっています。むずむず脚症候群は薬の服用と並行して、専門医のアドバイスのもと食べ物の選択やストレッチをすることでコントロールできます。

■ナルコレプシー

ナルコレプシーは、何の前触れもなく、自分でコントロールできないまま突然眠りに落ちてしまい、通常の睡眠ステージを経ずにすぐにレム睡眠に入るというものです。ナルコレプシーでは、脳が睡眠と覚醒のサイクルをコントロールすることができず、「睡眠発作」がいつでもどこでも起こり得るのです。稀ではありますが、ナルコレプシーの症状は、日中の過度の眠気、カタプレキシー(感情の著しい高まりによって引き起こされる筋緊張の一時的な消失)、入眠時幻覚(鮮明な夢の体験)、金縛りなどの障害をもたらすことがあります。ナルコレプシーは子どもの行動や学習に大きな影響を及ぼします。

ナルコレプシーには治療法がありません。しかし、薬物療法や環境、生活習慣の改善により、発生頻度を減らすことができます。

慢性的な病状・身体症状と睡眠関連疾患

慢性的な病状や障害に関連した深刻な睡眠関連疾患のサブグループがあります。慢性疼痛、感染症、細菌・ウイルス感染、がん、治療薬などはいずれも睡眠・覚醒サイクルを乱し、睡眠時間を短くする可能性があります。また、体が治癒期にある場合、睡眠時間が通常より長くなることもあります。

気道の狭窄、気道の閉塞、成長にともなう気道体積の制限、筋緊張の低下、頚椎の異常、喘息や肥満などのあらゆる健康状態が、睡眠にとって問題となる可能性があります[93]。

もともとの病気が原因で、SDBのような睡眠関連疾患になりやすいことがあります。このような場合、睡眠関連疾患はほぼすべての病状を悪化させてしまうので、お子さんの睡眠関連疾患を適切に診断し、現在受けている他の治療と並行しながら改善することが重要になります。

気道の危険に関係するものは、必ずしも体の病気だけとは限りません。顔やあごの発育不全は気道に影響を与えるため、歯科で指摘される顔やあごの発達不全は危険信号となる可能性があります。このような理想的ではない発達は、赤ちゃんがお腹の中にいるときから始まることさえあるのです。（第5章参照）

以下の項目は参考であり、すべてを網羅しているわけではありません。医科・歯科的な専門領域に関することは、専門医でなければ診断や発見をできないので、これらを自分自身で心配しすぎる必要はありませんが、SDBの原因となり得る疾患には以下のようなものがあります[94]。

・**上気道の構造的異常**：喉頭軟化症、口蓋裂、後鼻孔狭窄、後鼻孔閉鎖症、声帯麻痺、下顎後退症、中顔面劣成長、巨舌症、狭い鼻腔、鼻中隔弯曲症、胸郭変形、側弯症、顔面外傷

・**気道および骨格の発達に影響を与える素因**：組織の炎症または鼻閉：アデノイド増殖、口蓋扁桃肥大、アレルギー、鼻甲介肥大、鼻中隔弯曲症、狭い鼻腔

・**非定型的あるいは非理想的な成長および発達**：不正咬合や後退した下あご、狭い上あごは気道の狭窄や閉塞をともないます。このような症候群に起因しない

93 David McIntosh, Snored To Death.

94 Yvonne Pamula, Gillian M. Nixon, Elizabeth Edwards, Arthur Teng, Nicole Verginis, Margot J. Davey, Karen Waters, Sadasivam Suresh, Jacob Twiss and Andrew Tai, 'Australasian Sleep Association Clinical Practice Guidelines for Performing Sleep Studies in Children', Sleep Medicine 36 (2017), https://doi.org/10.1016/j.sleep.2017.03.020.

形質や逸脱を頭蓋顔面呼吸器複合体(CRC)形質欠損と呼び、ケビン・ボイド博士によって報告されました[95]。

- **神経筋疾患**：筋ジストロフィーまたはデュシェンヌ型筋ジストロフィー、筋緊張性ジストロフィー、脊髄性筋萎縮症。脳性麻痺の患者は、正常な口腔顔面筋の緊張がないため、ある程度のSDBを発症します。

- **上気道に影響を及ぼす頭蓋顔面形態疾患**：ファイファー症候群、トリーチャーコリンズ症候群、クルーゾン症候群、アペール症候群、ピエール・ロバン症候群。

- **呼吸制御に影響を及ぼす遺伝性疾患**：先天性中枢性低換気症候群、レット症候群、ジュベール症候群。

- **結合組織疾患**：マルファン症候群、エーラス・ダンロス症候群[96,97,98]。このような遺伝子変異を持つ子どもは、SDBを発症することがあります。

- **代謝性蓄積症**：インスリン抵抗性、ハーラー症候群。

その他の医科・歯科領域の危険信号は以下の通りです。

- 減歯症、乏歯症(歯の欠損)
- ダウン症候群
- プラダー・ウィリー症候群
- クーレン・デ・フリース症候群

95 Sleep Disordered Breathing/Obstructive Sleep Apnea Symposium, Boston University, 2018, https://www.bu.edu/dental/ce/symposia/sleep-disordered-breathing-obstructive-sleep-apnea-symposium.

96 Christian Guilleminault, Michelle Primeau, Hsiao-Yean Chiu, Kin Min Yuen, Damien Leger, and Arnaud Metlaine, 'Sleep-Disordered Breathing in Ehlers-Danlos Syndrome', Chest 144, no. 5 (2013), https://doi.org/10.1378/chest.13-0174.

97 Yu-Shu Huang and Christian Guilleminault, 'Pediatric Obstructive Sleep Apnea and the Critical Role of Oral-Facial Growth: Evidences', Frontiers in Neurology 3 (2013), https://doi.org/10.3389/fneur.2012.00184.

98 Meir Kryger, 'Oropharyngeal Growth and Skeletal Malformations', Principles and Practice of Sleep Medicine (Philadelphia, PA: Elsevier, 2017), 1401–22.

・軟骨無形成症
・リー症候群
・キアリ奇形[99]
・慢性肺疾患
・てんかん
・顔や首のやけど

医学的問題で一般的なものは以下の通りです。

・中等度から重度の肥満
・早産
・免疫力の低下
・高血圧
・湿疹

小児科医が診断する問題は以下の通りです。

・成長段階の節目の遅れ
・学習上の問題
・いつまでも続くおねしょ
・発達遅延
・成長率の低下
・自閉スペクトラム症(ASD)
・ADHD
・食事の問題

家族歴や民族性も、リスクになることがあります[100]。近親者にOSAや他の睡眠

99 Takuro Kitamura, Soichiro Miyazaki, Hiroshi Kadotani, Takashi Kanemura, Masako Okawa, Toshihiko Tanaka, Ichiro Komada, Taketo Hatano and Hideaki Suzuki, 'Type I Chiari Malformation Presenting Central Sleep Apnea', Auris Nasus Larynx 41, no. 2 (2014), https://doi.org/10.1016/j.anl.2013.07.011.

100 Anna Tessa C. Villaneuva, Peter R. Buchanan, Brendon J. Yee and Ronald R. Grunstein, 'Ethnicity and Obstructive Sleep Apnoea', Sleep Medicine Reviews 9, no. 6 (2005), https://doi.org/10.1016/j.smrv.2005.04.005.

関連疾患の人がいる場合、子どもも同じように発症しやすくなります。

このように、睡眠関連疾患の一因となる身体的特性や医学的原因は多くあります。小児OSAのピークは2〜4歳頃で、主にアデノイドや口蓋扁桃の腫れが原因です。しかし、早産児は生まれつきOSAを患っていることもありますし、先天異常の子どもにもよくみられます。また、疾患を持っていなくても、顔の骨が正常に発達しないこともあります[101]。

医学的、身体的な要因だけでなく、気道に驚くべき影響を及ぼしているものがあり、それは進化や遺伝学、エピジェネティクスです。

子どもが眠れない理由には“進化”が関係しており、人間の口、あご、気道の形や大きさが、時代とともに変化してきたことが挙げられます。

“進化”と気道

子どもが眠れない理由には“進化”が関係しており、人間の口、あご、気道の形や大きさが、時代とともに変化してきたことが挙げられます。なぜ現代の子どもたちは32本の永久歯がきれいに並ばないのでしょうか？　なぜ多くの人が親知らずを抜くのでしょうか？　昔はそのようなことはありませんでした。

人間の社会や文化を研究している人類学によれば、人類の祖先は32本の歯がきれいに並んでおり、クリック言語(舌全体で上あごを押したり、吸ったりして音を出す言語)を使っていたそうです。クリック言語の音は茂みの音に似ており、敵に気づかれずにコミュニケーションをとれるため使われていたと考えられています。カラハリ砂漠に住む狩猟民族であるブッシュマンの間では、現在もクリック言語が使われています。この民族は長い間、孤立した状態で生存していたため、この言語を維持することができたのです。彼らを研究している人類学者によって、クリック言語は広く平らな上あごを持っていなければ、正しく発

101　Guilleminault and Huang, ‘From Oral Facial Dysfunction to Dysmorphism and the Onset Of Pediatric OSA’.

音できないことがわかりました。実はこの技術が、ブッシュマンの広くて平らな上あごを維持できた要因のひとつと考えられています。

ブッシュマンの赤ちゃんは、6ヵ月目までは母乳だけで育てられ、その後3歳までBLW(赤ちゃん主導の離乳)が行われます。その間に赤ちゃんは、固いものを噛んで、噛んで、とにかく噛むことを教え込まれました。とくに幼少期は、上あごの縫合部(上あごの骨と骨をつなぐやわらかい部分)がとても柔軟で、舌や他の表情筋の働きに影響されやすいため、顔の発達に重要な役割を果たす時期だと考えられています。

ブッシュマンの研究から、私たちの祖先は不正咬合ではなかったことがわかりました。不正咬合とは、文字通り「悪い噛み合わせ」を意味し、噛んだときに上下の歯の当たり方に問題があることを指します。私たちの祖先は、むし歯のないきれいに並んだ歯を持っていたため、歯の治療や矯正治療を行う必要がありませんでした。たしかに、当時は矯正歯科医だけでなく歯科医師すらいませんでしたが、そもそも必要なかったのです[102]。

この状況は、1800年代半ばに大きく変化しました。工業化と農業の変化により、小麦や砂糖を加工したやわらかい食事が作られるようになったのです。食事だけでなく、飲食時の筋肉の使い方も変わっていきました。哺乳瓶で授乳ができるようになったり、赤ちゃんを抱っこしたまま仕事ができるようになったことは進歩だと考えられました。

しかしこのとき、人類学者は、人間のあごの発達の仕方に大きな変化があることに気づきました[103]。あごが小さくなり、歯はきれいに並ばず、不正咬合になっていったのです。そして、欧米食を食べると一世代でさらに歯並びが悪くなり、むし歯にもなりました[104]。同時に、気道に関係する睡眠関連疾患も生まれました。食生活の変化、アレルギー、座りっぱなしの生活、空気の汚染、口呼吸などの要因もあることに間違いはないのですが、これらが"進化"の産物であることは興味深いところです。あごが昔の人よりも小さくなっているのは、つい最近のこと

102 Sheldon et al., Principles and Practice of Pediatric Sleep Medicine.

103 Robert S. Corruccini, How Anthropology Informs the Orthodontic Diagnosis of Malocclusions Causes (Lewiston: Edwin Mellen Press, 1999).

104 Weston Price, 'Nutrition and Physical Degeneration', April 2012, http://gutenberg.net.au/ebooks02/0200251h.html.

です。このような速さでの変化について、遺伝的な要因だけで説明できないことは明らかです。

顔面骨の大きさは、口、顔、のどの筋肉の緊張具合と同様に、気道の容積を決める大きな要因です。私たちは、先人のようにかぶりついて食べ物を食べる必要はありませんが、健康な気道の発達、骨の発達、筋肉の緊張のために、よいあごの構造と歯並びが必要であることは間違いないでしょう。

顔や口の筋肉の使い方は顔の構造の発達に影響を及ぼし、筋肉が薄くて弱いと、より悪化しやすいと言えます。これはとくに、より深くリラックスする睡眠ステージ(ステージ3、4)で関係してきます。あごが小さくて気道がすでに狭い場合は、呼吸に変化が生じます。同時に、あごが小さいと舌のスペースが制限されるため、お口の中が舌でいっぱいになってしまいます。

また、あごが小さいと不正咬合が起こりやすくなります。不正咬合は息の通り道である気道の大きさに影響を与えるため、睡眠関連疾患の最大の予測因子のひとつです。上あごが小さくて狭いというのは、OSAの原因としてよくある異常です[105,106]。

スペースが狭くなり、あごも小さくなると、気道が圧迫されてしまいます。アレルギーによる鼻粘膜の腫れと鼻づまりが加わると、呼吸に不可欠な鼻の通り道も制限されることになります。

105 Vandana Katyal, Yvonne Pamula, Cathal N. Daynes, James Martin, Craig W. Dreyer, Declan Kennedy and Wayne J. Sampson, 'Craniofacial and Upper Airway Morphology in Pediatric Sleep-Disordered Breathing and Changes in Quality of Life with Rapid Maxillary Expansion', American Journal of Orthodontics and Dentofacial Orthopedics 144, no. 6 (2013), https://doi.org10.1016/j.ajodo.2013.08.015.

106 B. H. Seto, H. Gotsopoulos, M. R. Sims and P. A. Cistulli, 'Maxillary Morphology in Obstructive Sleep Apnoea Syndrome', Eur J Orthod 23, no. 6 (2001): 703–14.

一生の間に経験したことがDNAの発現を変化させ、その変化は世代を超えて受け継がれる可能性があるのです。

遺伝学とエピジェネティクス

現代人は、"進化"によって睡眠関連疾患になりやすくなっていますが、遺伝的に睡眠の問題を抱えやすい人がいることも確かです。親に睡眠関連疾患があると、子どもも同じようになったり、またはそうなる可能性が高くなります[107,108]。

しかし、睡眠関連疾患の家系だからといって、子どもや親が全員苦しむことになるわけではありません。遺伝的特徴は不変のものと信じられていたこともありました。生まれながらにして持った遺伝子は、何千年、何百万年にもわたって変化する環境に適応して発達してきたと考えられてきたからです。しかし近年、エピジェネティクスという分野において、とても興味深いエビデンスがみつかりました。それは、私たちの遺伝子構造の一部が、食事や運動、ストレスへの対処、睡眠のとり方といった環境やライフスタイルによって異なる形で発現し、変化し得るというものです。病気、汚染、飢餓などの苦難も遺伝子発現に影響を与えますが、これらをコントロールできることはほとんどありません[109]。しかし多くの人は、生活習慣を意識的にコントロールできるはずです。

つまり、一生の間に経験したことや選択したことがDNAの発現を変化させ、その変化は世代を超えて受け継がれる可能性があるのです。エピジェネティクスでもっとも興味深く議論を呼んでいるのが、継承の概念です。継承の概念とは、私たちの人生における出来事が子どもや孫の成長、健康に影響を与えることを意味します。これは遺伝とは異なります。

同様に、私たちが生まれる前に両親や祖父母が経験したことも、私たちの人生

107 Simon Beaulieu-Bonneau, Mélanie Leblanc, Chantal Mérette, Yves Dauvilliers and Charles M. Morin, 'Family History of Insomnia in a Population-Based Sample', Sleep 30, no. 12 (2007), https://doi.prg/10.1093/sleep/30.12.1739.

108 Amita Sehgal and Emmanuel Mignot, 'Genetics of Sleep and Sleep Disorders', Cell 146, no. 2 (2011), https://doi.org/10.1016/j.cell.2011.07.004.

109 Stephen J. Ceci, The Nature-Nurture Debate: The Essential Readings (Malden, Md.: Blackwell Publ., 2007).

に影響を与えている可能性があり、これもまた継承の一種と言えるでしょう。妊娠中の栄養不足の影響が、その後の孫の世代にはっきりと現れるという、非常に有名な事例があります[110]。自分が生まれる前に起こったことはコントロールできませんが、子どもや孫に対してよりよい遺伝子発現が起こるようにコントロールすることはできます。

栄養、睡眠、ストレス管理、身体活動などはすべて、私たちの遺伝子コードの「変わりやすい」部分に影響を与える可能性があります。今日、睡眠関連疾患があまりにも多くみられるようになったことは、通常の遺伝のプロセスや時間の経過にともなう変化では説明できません。もちろんすべてではありませんが、睡眠の問題の多くはエピジェネティックな遺伝子の発現で起こります。

遺伝子コードは現在の医療技術では変えることはできませんが、もしかすると、このような技術もそう遠くないうちに実現するかもしれません。

遺伝子構造の変えることのできない部分が、特定の病気や成長パターンになりやすいとしたら、それはまた別の問題です。その状況では良質な医療に頼らざるを得ません。

もし私たちが、最適な栄養、運動、睡眠、身体活動などのライフスタイルを選び、悪影響を及ぼすものを最小限に抑えることで、私たち自身や、未来の世代の健康によい影響を与えることができると知っていれば、安心できるのではないでしょうか。それらをいかにうまくできるかにかかっているのです。

(睡眠関連疾患とは異なる)不適切な習慣や環境による睡眠の乱れ

睡眠が乱れる原因はさまざまで、病的なものを除くと、睡眠環境、行動、習慣、ルーティンなどが関係しています。多くの場合、生活習慣が主な原因のため、行動、環境、ルーティンを変えることで対処できることが多いです。

不規則な生活、スマホやタブレットの使いすぎ、昼寝のしすぎ、昼寝の不足、医薬品やサプリメントの使用、栄養不足、食生活、環境負荷、寝室が暑い、ひどい空腹、ストレスなど、これらはすべて睡眠の質を悪くします。

110 Kylie Andrews, 'Epigenetics: How Your Life Could Change the Cells of Your Grandkids', ABC News, April 21, 2017, http://www.abc.net.au/news/science/2017-04-21/what-does-epigenetics-mean-for-you-and-your-kids/8439548.

リチャード・ワイズマン氏は著書『ナイトスクール』の中で、「私たちが不眠に陥るのは、私たちの住む世界に何らかの原因があるためだ」と指摘しています[111]。街灯は24時間365日点いていますし、子どもも含め人々はパソコンやスマホ、タブレット、テレビなどに釘づけになっていますが、そのほとんどがメラトニンを抑制する原因となるブルーライトを発しているのです。メラトニンの分泌が悪いと、自然な睡眠を促す働きが狂うだけでなく、健康状態も悪くなります。メラトニンは血圧を下げ、心臓発作や脳卒中を防ぐとともに、がんや糖尿病に関連するホルモンの産生を制限するため、分泌が妨げられると広範囲に影響を及ぼしてしまいます。

また、環境も重要な要素です。たとえば、「いびき」症候群について考えてみましょう。これは、いびきや荒い呼吸によって睡眠が妨げられるということです。両親や祖父母、来客の親戚がいびきをかくと、子どもが起きてしまうことがあります。同様に、寝相が悪く、よく動く人がいると睡眠が妨げられることもあります。一方で睡眠モニターは、赤ちゃんが眠っている間、心配する両親を安心させるはずのものですが、赤ちゃんの小さな鼻息やのどを鳴らす音にいちいち反応するため、かえって両親の睡眠を分断してしまうことがあります。繰り返し起こる悪夢や中途覚醒は、子どもの一日の出来事だけでなく、スマホやテレビなどのブルーライトとも関連します。

睡眠の乱れによる負の連鎖

よい睡眠とはどのようなものか、また子どもの睡眠を妨げているものは何か、より明確に把握できるようになったのではないでしょうか。

次の課題は、いかにして睡眠不足の連鎖を断ち切る方法をみつけるかです。睡眠が乱れている原因にかかわらず、もっとも厄介なことは不眠の問題が負の連鎖を引き起こしてしまうことです。たとえば、悲しみを抱えた子どもは睡眠が乱れます。また悲しみを抱えた子どもは、治療やストレスへの対処が難しくなります。そして、親は眠れない子どもに対処することが難しくなり、不眠は彼らがすでに抱えているあらゆる問題をさらに悪化させるのです。

111　Wiseman, Night School: The Life-Changing Science of Sleep.

子どもの睡眠を守るライフセーバーのみなさん、今こそ立ち上がるときです。

このような負の連鎖を断ち切るためには、どんなに軽度であっても子どもの睡眠が乱れてしまっている原因や、睡眠関連疾患の関与について把握することが大切です。第3章では、具体的に睡眠の問題の危険信号を見極める方法を紹介します。子どもの睡眠を守るライフセーバーのみなさん、今こそ立ち上がるときです。

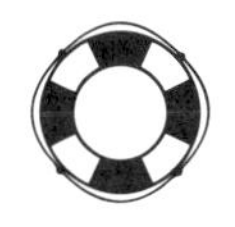

第3章

危険信号を見極める

「OSAの子どもの多くはOSAと診断されていません。
私たちは氷山の一角をみているに過ぎないのです」

デイビッド・ゴザル博士[112]

ジョニーの親は「彼はよく寝る子だ」と言います。しかし、目の前に座っている幼いジョニーが無気力で口を開け、よだれで濡れた顔をしており、目の下に黒いくまを作っているのをみるのです。これだけで、ジョニーは睡眠の質が悪いことがわかります。たとえ11時間眠っていたとしてもです。これはよくある話なのです。

また、幼いルーシーはつねに落ち着きがありません。両親は、「この子はエネルギーの塊だから、体質のせいだ」と言います。しかし彼女の睡眠歴をみると、一定のパターンがあります。ルーシーは赤ん坊の頃から一晩中眠ることができなかったのです。幼児期には恐怖や悪夢で目が覚め、睡眠時驚愕症（夜驚症）になり、7歳になった今でもじっと座ることも、集中することも、話を聞くこともほとんどできません。彼女は夜中に怪物を想像したり、テレビでみたものや、誰かが話していることを聞いて、ドキドキして怖くて目が覚めてしまうと話してくれます。そして、恐怖のあまり眠れなくなり、お母さんやお父さん、いびきをかくおばあちゃんのベッドに潜り込むため、誰もぐっすり眠れないのです。

家族はルーシーの睡眠パターンに慣れてしまい、たとえそれが正常とは大きくかけ離れていても、当たり前のようになっています。何が正常なのかを明らかにする情報があまりないため、誰もがただひたすら耐え忍ぶことになるのです。

今こそ、客観的な目で子どもの睡眠を観察し、よい睡眠の法則のもとで眠れているのか、それとも助けを求めるべきかを判断するときです。

112 David Gozal, 'Pediatric Sleep Apnea: Clinical and Diagnostic Aspects', World Sleep Society Conference (Prague, 2017).

大切なことは観察です。ライフセーバーとして、睡眠の問題を示すサインを見逃さないようにしましょう。この危険信号をみつけることは、子どもの睡眠と気道の健康状態を知る手がかりとなります。

この章では、さまざまな角度からお子さんを観察し、次のようなことをチェックしてみましょう。

・我が子の行動はどうだろうか？
・我が子のみた目はどうだろうか？
・我が子の所見はどうだろうか？
・上気道（鼻からのどまでの部分）の筋肉はどのように機能しているだろうか？
・医科的、歯科的、身体的な状態はどうだろうか？

子どもの睡眠を客観的にみるために親に問診表を渡し、子どもの睡眠、夜間と日中の行動、気道、医科的あるいは歯科的問題、環境や日常生活に関する危険信号をみつけるための「宿題」をしてもらっています。両親がみていないときに、周りの大人が問題点をみつけた場合は、一緒に問診票に記入してもらうよう協力を依頼しましょう。

睡眠衛生、環境、ライフスタイル、ストレス、精神衛生など、多くのことが睡眠に影響を与えます。寝る前、夜間、日中の行動などに危険信号が現れていないか探してみましょう。お子さんが小さい頃から保育所に通っている場合、先生から日中の様子を聞くことができます。保育所の先生は睡眠（昼寝）時の行動だけでなく、コミュニケーション、感情のコントロール、身体能力、社会性の発達などの発達的要素も教えてくれるはずです。

ライフセーバーのリーダーはあなたですが、ライフセーバーはチームで動くのがいちばんです。お子さんのライフセーバーとなるのは、お子さんと長い時間一緒にいる人たちです。もしお子さんの行動に問題があり、世話をしてくれる人や家族などから注意欠如・多動症（ADHD）の可能性を指摘されたり、小児科医に連れて行くように勧められたりしたら、心配になると思います。そのような指摘を受けたとき、それを認めたくないと思うことは自然な反応だと思います。しかし、そういった指摘のほとんどは善意であり、愛情と心配によるものなのです。とくに保育所の先生は、多くの子どもたちとその関わりをみることができる立場にあるため、このことをつねに念頭に置くように心がけましょう。子どもの行動に関するフィードバックを得るのは難しいかもしれませんが、日々見逃してしまっている問題を特定する手がかりとなります。行動面の問題は、睡眠の問題を示す危険信号なのです。

睡眠の危険信号

まず、危険信号を探す最初のタイミングは、子どもの睡眠時です。私のクリニックでは、保護者のかたに次のような質問をしています。お子さんはよく眠れてますか？　騒いだり、眠れなかったりしませんか？　寝ながら歩いたり、話したりしていませんか？　なかなか寝つくのに苦労していませんか？

多くの親は、睡眠中の子どもの様子や呼吸、いびきなどについて質問されると、とても答えにくいようです。20年前、私の息子たちが小さかった頃は、私自身も気にしていませんでした。ほとんどの人は子どもが寝てくれるだけでうれしいので、睡眠中の様子まで気にしていないのです。しかし、親が何をみるべきかを理解することで、危険信号を発見できます。ベンもそうでしたが、もしかしたらあなたのお子さんも同じかもしれません。

ベンの姉のレイラは5歳になっても親指をしゃぶる癖があり、その癖は上あごの正常な発育を妨げてしまうため、歯科医師から私のところに紹介されました。私たちは初診対応の一環として、レイラの母親にレイラの幼少期の発達と医科および歯科的背景に関するアンケートに答えてもらいました。

このアンケートの中で子どもの睡眠について尋ねているのですが、そのときレイラの母親はハッとしました。レイラの弟で3歳になるベンは夜中に何度も目を覚まし、口呼吸やいびきをかくなど、睡眠関連疾患の所見をいくつも持っていることに気づいたのです。ベンの言語発達は非常に遅く、まだ一語文しか使えません。母親は、ベンが小さな「狂人」のような振る舞いをしていると言いました。そのような症状に気づいてはいましたが、彼の夜間の危険信号には気づいておらず、アンケートを読むまで助けを求めようとは思ってもいませんでした。

私はこの懸念をかかりつけの医師に相談し、医師はベンを耳鼻咽喉科の専門医に紹介しました。その結果、ベンは耳がよく聞こえず、中耳炎で、アデノイドが腫れ、アレルギーに悩まされ、呼吸がうまくできないことが判明しました。専門医は、ベンのアデノイドを除去することが最善策であると判断しました。除去後3ヵ月で、すべての症状が改善されました。聴力は正常に戻り呼吸と睡眠は良好で、言葉の発達も進んで明るい性格となり、別人のようになったのです。健康的でエネルギッシュな男の子になり、もはや「狂人」ではありませんでした。しかし、ベンとレイラの母親が彼の危険信号について考える機会がなかったら、このようなことは実現しなかったでしょう。

私はクリニックで、小児睡眠の専門家であるジム・パパドプロス博士が作成した簡単な質問例をもとに睡眠質問表を開発し、使用しています。パパドプロス博士は、彼の睡眠クリニックで新規患者の家族に対して「SSS DISTURBED REST」という質問表を使っていました。2014年にシドニーで開催された学会[113]で彼は、彼のメソッドを披露しています。現在臨床で使用している質問表はそこから進化し、睡眠の法則の本質を捉えるように設計されています。

この睡眠質問表には、子どもの睡眠パターンや行動に関して「はい／いいえ」で答えるさまざまな質問があります。「はい」の場合は、追加の問診が必要であることを示しています。私のクリニックでは、子どもの病歴や発育歴、保育所や学校からのフィードバックと合わせて「はい／いいえ」の答えをみていきます。質問表をもとに専門医によるさらなる検査や両親に夜間の睡眠の観察を勧めることがあります。これらの検査や観察に基づき、追加の質問を行なっていきます[114]。

113 Jim Papdopoulos, 'Sleep Behaviour and Learning in Children', in AACP Australian Chapter – 3rd International Symposium, (Sydney, March 28, 2014).

114 Bruni et al., 'The Sleep Disturbance Scale for Children'.

睡眠履歴スクリーニング：SSS DISTURBED REST

ご両親への質問：お子さんの睡眠習慣に関しての調査です。

はい/いいえでお答えください。

名前　　　　　　　　歳　ヵ月　　　　　　　　　　　　　　年　月　日

			はい	いいえ
S	Sleeping	子どもの寝息が聞こえますか？		
	寝ている間お子さんは…	いびきをかきますか？		
		呼吸が止まっているようにみえますか？		
		喘いだり、または驚いて目を覚ましますか？		
		呼吸しづらそうになっていますか？		
		おかしな体勢になっていますか？		
		頭が後ろに反っていますか？		
		歯ぎしりをしていますか？		
		口を開けたまま呼吸していますか？		
		枕によだれを垂らしますか？		
S	Sleepless お子さんは…	寝つきが悪いですか？		
		眠り続けることが難しいですか？		
		夜中に目が覚め、なかなか寝つけないですか？		
		眠りが浅く、すぐに目が覚めてしまいますか？		
S	Sleepy 十分な睡眠をとっているにもかかわらず、お子さんは…	目覚めが悪いですか？		
		ぐずぐずと機嫌が悪いですか？		
		頭痛で目が覚めますか？		
		日中に眠くなりますか？		
		日中、無気力または落ち着きがないようにみえますか？		
D	Disturbed sleep お子さんは…	悪夢をみますか？		
		悪夢をみた後、朝には覚えていないですか？		
		寝ながら歩いたり、話したりしますか？		
		おねしょをしますか？		
		寝返りを打ちますか？		
R	Restless お子さんは…	足がむずむずしていますか？		
		成長痛がありますか？		
		寝具が絡まっていますか？ あるいはベッドの寝たところと違うところで起きますか？		

Q	Sleep Quantity あなたのお子さんは、昼寝を含めて24時間のうち平均何時間寝ていますか？　お子さんの普段の睡眠時間にもっとも近い数字に○をつけてください。	15～17	13～14	11～12	10～11	9～10
		8～9	7～8	6～7	6時間未満	
		お子さんは十分な睡眠をとっていると思いますか？				
Q	Sleep Quality	お子さんは一貫して質のよい睡眠がとれていると思いますか？				

子どもの睡眠をもっとよくみるために、まずは毎晩と毎朝、定期的に子どもの様子をチェックすることから始めましょう。睡眠の邪魔をしないように注意しながら見守り、耳を澄ましてみましょう。子どもの邪魔にならない程度に写真やビデオを撮れるのであれば、ぜひそうしてください。これらの観察が、子どもの睡眠をよくしていくための基準となります。

1週間ほど経った後、もし一貫したパターンがみられるようであれば質問表に記入してください。お子さんに治療が必要なら、治療が完了した時点で改めて質問表を見比べるとよいでしょう。理想は、大きな変化に気づくことです。

これらの質問のいずれかに「はい」がつく場合や、年齢ごとの基準に比べてお子さんの睡眠時間が少なすぎるまたは多すぎる場合には(60ページ参照)、追加の検査などが必要な場合もあります。

子どもの睡眠は子どもの行動に影響します。反対に、子どもの行動は子どもの寝つきに影響します。

行動面の危険信号

子どもの睡眠は子どもの行動に影響します。反対に、子どもの行動は子どもの寝つきに影響します。睡眠の問題が行動によって引き起こされる場合、それは睡眠関連疾患というよりも、習慣や環境によって引き起こされた睡眠の乱れと私は考えます。習慣は長い時間をかけて身につくため、それを断ち切ることはかなり難しいことです。重要なことは、誰が影響を受けているのか、行動が睡眠にどのような影響を及ぼしているのか、という点です。次のページで、睡眠の乱れを引き起こす危険信号をいくつか紹介します。そして、いくつかの行動は睡眠関連疾患の兆候でもあることを、頭の片隅に入れておいてください。

眠れない子にみられる夜間の特徴

目を閉じて、あなたが美しい島でかわいい子どもたちと休みを過ごしているところを想像してください。ビーチですばらしい一日を過ごし、夕方6時半になると子どもたちは疲れて寝る準備をします。子どもたちはすぐに眠りに落ち、あなたは5分ほどその甘い寝顔を眺めながら、すばらしい一日を思い出します。子どもたちは一晩中眠り続け、朝7時半になり、あなたが起きるのを聞きつけて、部屋にやってきては抱きついてきます。すばらしいことだと思いませんか？　多くの人にとって、それは限りなく現実離れしていることでしょう。しかし、子どもの睡眠の法則を正しく理解すれば、それが現実になるかもしれません。今こそ、その夢へ一歩を踏み出しましょう。

睡眠が乱れている子にみられる夜間の特徴はいくつもあります。寝ようとしない、寝るのが怖い、眠りにつくためのスイッチが入らない、落ち着かない、ゆっくり眠れない、眠り続けられない、眠りが浅いなどです。

このような行動は、単に成長するにつれてみられるようになることもあります。子どもは成長するにつれて、睡眠に必要なものが変わってきます。言語能力が発達し、周囲への影響力が高まると、就寝時間の限界(何時まで起きていられるか)を試すようになるのです。昔、3歳の女の子を持つ友人を訪ねたときのことを思い出します。ギャビーちゃんは、就寝時間を過ぎても大人の会話に加わりたがっていました。両親が彼女をベッドに戻すと、「私も家族の一員なのよ！」と抵抗しました。それは胸が張り裂けるような思いであり、起きている理由としてはもっともなことでした。毅然と、しかし優しく彼女をベッドに寝かせ続けた両親の姿勢には脱帽します。

子どもの成長や成熟にともない、短期間で適応することもあるでしょうが、甘え、終わりのない言い訳、時間稼ぎ、長い入眠潜時(つまり、寝るまでに時間がかかる)などのパターンを毎晩繰り返す場合は、発達上の問題ではなく、行動面の問題、もしくは睡眠関連疾患の兆候である可能性があります。

95ページの表をみながら、各特徴におけるその頻度を書き留めて、お子さんの夜間の行動を評価してみましょう。

眠れない子にみられる日中の特徴

集中力の欠如、攻撃性、衝動性、妨害性、暴言、じっとしていられないなど、睡眠関連疾患や睡眠不足の子どもにみられる日中の行動は、ADHDによく似ていることがあります。逆に、無気力になったり、不器用になる子どももいます。子どもの行動や気分、心の持ちようをみると子どもの個性は千差万別で、誰もがそうであるようによい日もあれば悪い日もあるのです。「どんな子だって、不機嫌になることくらいあるでしょう?」と聞かれることがあります。もちろん、ときにはそういう日もありますが、いつもそうだとしたら注意が必要です。よく眠り、すっきり目覚める子どもは幸せで、一日中エネルギーにあふれ、自分の行動を年齢に応じて期待されるレベルに到達させることができます。病気やその他の障害がない限り、よく成長し、免疫力も高く、発達も期待通りに進みます。

とくに、賢い子どもの場合は正しい睡眠をとれていなくても、他の子どもと比較すると問題なく成長しているようにみえるかもしれません。しかし、必ずしもベストな状態には至っていないのです。

お子さんが日中の行動で危険信号を発しているかどうかを判断するには、章末の表でそれぞれの行動をみて、その行動がどれくらいの頻度で起こるか書き留めてください。

注意点として、私たちは皆、楽観的に子どもをみてしまいがちなことを心に留めておいてください。自分の子どもをよくみたいと思うあまり、ある行動が身近すぎてみえなくなってしまったり、ある行動に慣れてしまって、それが普通だと思い込んでしまったりするのです。お子さんが一日中保育所や学校で過ごしている場合、先生はあなたがみていないものをみている可能性が十分にあります。ですから、表に記入するときは自分だけでなく、他の人の認識も考慮するようにしましょう。また、別の視点を得るためにも、先生などに記入してもらうことも考えてみてください。

夜間と日中の表を書き終えてみて、いかがでしょうか?

「しばしば」「いつも」と書かれた行動が多い場合は、根本的な問題に対処する時期が来ています。子どもが一日だけ調子が悪かったとしても、それはそれでよいのです。しかし、子どもが毎日毎日これらの行動をみせ、それがまるでその子の特徴のようにみえる場合には理由を考える必要があります。新しい家に引っ越したとか、赤ちゃんが生まれたとか、現在の生活環境や課題について理由を簡単に説明できない場合には、より根強い行動習慣が原因になっていると考えられます。

このような行動の原因を早くに摘み取っておくと、子どもの人間関係や将来の人生を形作るうえで、好ましくない特徴を不必要に発達させなくてすむのです。

子どもの成長によってこれらの特徴が改善していくことを期待したいですが、早めに行動して対処したほうがよいでしょう。睡眠不足の子どもは、現在も将来もうつ病を発症するリスクが高まります[115]。また、不機嫌や攻撃性といった行動習慣を持つ子どもは、このような心の状態が習慣化され、定着してしまう恐れがあります[116]。このような行動の原因を早くに摘み取っておくと、子どもの人間関係や将来の人生を形作るうえで、好ましくない特徴を不必要に発達させなくてすむのです。

環境とルーティンの危険信号

環境、ルーティン、生活習慣は、私たちの睡眠の質に大きな影響を与えます。以下で、それぞれの危険信号を確認しましょう。

環境のチェック

睡眠環境に関しては、子どもが寝るのにふさわしい部屋というものがあります。それはつまり、環境が睡眠に影響を及ぼす可能性があるということを意味します。もう一度、98ページの表の各要素について、その頻度を書き留めましょう。

就寝前のルーティンのチェック

睡眠環境と同様に、就寝前の習慣も子どものよい睡眠に影響します。

115 Yasmin Anwar, ‘Sleep Loss Linked to Psychiatric Disorders’, UC Berkley, last modified 22 October, 2007, http://www.berkeley.edu/news/media/releases/2007/10/22_sleeploss.shtml.

116 Kheirandish-Gozal, ‘Morbidity of OSA in Children’.

気道の危険信号

子どもに睡眠の問題が起きる一般的な原因は、上気道に関する睡眠関連疾患です。とくに気道に問題があると、眠れない子どもは、みた目、専門的な所見に共通の特徴が現れます。危険信号の中には、非常に重大なものもあります[117,118]。

100ページの表では、昼夜を問わずさまざまな時間帯にみるべき重要な危険信号をいくつか紹介しています。数日間、お子さんを注意深く観察することで、何か気づくことがあるかもしれません。また、お子さんの写真をみることで、日頃みえていないものに気づくことができるかもしれません。以前、「寝不足で頭がぼんやりしていたせいで、子どものことをしっかりみていませんでした」と言っている母親がいました。そんなとき、子どもの写真をみて初めて、自分の子どもがどれほど疲れているか気づいたそうです。クリニックで撮影した子どもの写真をみても同じことが言えます。写真は、面と向かって観察するよりも明らかになることが多いのです。

もう一度100ページの表を使って、お子さんの気道を評価してみてください。

筋機能的および歯科的な危険信号

102ページの表のあなたの子どもの状態や歯科医師、矯正歯科医、筋機能療法士の診断に関わる質問に、「はい」か「いいえ」で答えてください。子どもの顔の発達をみると、気道が理想的な形で発達していないことを示す手がかりがみつかるかもしれません。それらは睡眠呼吸障害(SDB)の臨床的な指標となり得ます。あごの大きさが小さいことは、もっとも一般的な手がかりとなります[119]。

117 Gozal, 'Pediatric Sleep Apnea: Clinical and Diagnostic Aspects'.

118 Marco Zaffanello, Giorgio Piacentini, Giuseppe Lippi, Vassilios Fanos, Emma Gasperi and Luana Nosetti, 'Obstructive Sleep-Disordered Breathing, Enuresis and Combined Disorders in Children: Chance or Related Association?' Swiss Med Wkly, no. w14400 (2017):147, https://smw.ch/article/doi/smw.2017.14400.

119 Guilleminault and Huang, 'From Oral Facial Dysfunction to Dysmorphism and the Onset Of Pediatric OSA'.

医学的な危険信号

第2章(71ページ参照)で述べたように、医学的な問題も睡眠関連疾患の原因や危険因子となります[120,121,122]。このセクションでは、子どもの状態や診断に関しての質問に、「はい」か「いいえ」で答えてください。

問題の深刻さを知るには

ここまでで、習慣や環境によってお子さんの睡眠が乱れているのか、それとも睡眠関連疾患なのか、だいたいのことはおわかりいただけたかと思います。しかし、どの程度深刻な問題なのか、心配する必要があるのかを疑問に思われるかもしれません。

習慣や環境による睡眠の乱れには、軽度から重度までの段階があります。重度であれば、専門家の助けがすぐに必要となるかもしれませんし、軽度であれば、しばらく様子をみていくつかの「対策」を施し、問題が解決することを確認する猶予があるかもしれません。

一方で睡眠関連疾患は、より深刻で緊急性の高い問題であり、即座に対処する必要があります。「うちの子はOSAですが、軽度です」と何度言われたかわかりません。「軽度」という言葉は誤解を招くことがあります。65%の子どもは12ヵ月以内に症状が治まる可能性がありますが[123]、睡眠関連疾患は深刻な問題であり、軽度の閉塞性睡眠時無呼吸(OSA)であっても何らかの影響を及ぼす危険性があるのです。多くの親は、自分に何ができるのか、影響を軽減するために何ができるのかを知りたがっています。軽度のOSAと診断されたとしても、1時間に1回から5回、気道閉塞で目を覚ますということなのです[124]。レイラ・ケイランディッシュ・ゴザル博士は次のように述べています。「想像してみてください、誰かが

120 Huang and Guilleminault, 'Pediatric Obstructive Sleep Apnea and the Critical Role of Oral-Facial Growth: Evidences'.

121 Bradley A. Edwards, Danny J. Eckert and Amy S. Jordan, 'Obstructive Sleep Apnoea Pathogenesis from Mild to Severe: Is It All the Same?' Respirology 22, no. 1 (2016), https://doi.org/10.1111/resp.12913.

122 Guilleminault et al., 'Sleep-Disordered Breathing in Ehlers-Danlos Syndrome'.

123 Scott Burgess, presentation, AAOM Inc Symposium Day (Coolangatta, February 17, 2018).

124 Eleonora Dehlink and Hui-Leng Ta, 'Update on paediatric obstructive sleep apnoea', The Journal of Thoracic Disease 8, no. 2 (2016).

レイラ・ケイランディッシュ・ゴザル博士は次のように述べています。「想像してみてください、誰かがあなたの子どもに1時間に5回も“起きろ！起きろ！起きろ！”と言っているとしたら。睡眠時無呼吸では、無呼吸が起こるたびにそのようなことが起こっています。子どもが治療されないままでいることは、とても大きな問題なのです」。

あなたの子どもに1時間に5回も“起きろ！起きろ！起きろ！”と言っているとしたら。睡眠時無呼吸では、無呼吸が起こるたびにそのようなことが起こっています。子どもが治療されないままでいることは、とても大きな問題なのです」[125]。

すばらしいことに、この本を読んでいるあなたは「睡眠のライフセーバー」としての役割を真剣に受け止め、行動に移す準備ができています。しかも、お子さんを注意深く観察し、睡眠の危険信号について熟知しているからこそ、的を射た行動をとることができるのです。次の章では、お子さんの睡眠を改善するために、あなたができることをいくつかご紹介します。

125 Kheirandish-Gozal, ‘Morbidity of OSA in Children’.

眠れない子にみられる夜間の特徴						
夜間のお子さんの様子		どのくらいの頻度ですか？				
		決して ない	ほとんど ない	たまに	しばしば	いつも
寝る前に	元気になる／心配したり落ち着きがなくなる					
	簡単な指示に従うことができない					
	泣きそうになったり不機嫌になる					
	寝る準備をすることを嫌がる					
	ベッド以外の場所で寝てしまう					
寝るときに	寝ることを嫌がる					
	興奮する					
	時間稼ぎや言い訳をする					
	抱っこされるか、誰かが部屋にいないと寝つけない					
	リラックスできない					
	寝ることを怖がる					
	眠りにつくまで10〜15分以上かかる					
	寝つきが悪い					
一度眠ると	夜中に目が覚め、叫ぶ					
	夜中に起きて他の人のベッドに入ってくる					
	目が覚めると怖がる					
	変な体勢になっている					
	何度も目が覚める					
	眠りが浅い／起きやすい					
	目が覚めると再び眠れなくなる					
	寝ながら起き上がったり、しゃべったりする					
	悪夢をみる					

眠れない子にみられる日中の特徴							
日中のお子さんの様子		どのくらいの頻度ですか？					
		決して ない	第三者 判断	ほとんど ない	たまに	しばしば	いつも
情緒	不機嫌						
	心配性						
	イライラする						
	怖がり						
	悲しい						
	短気						
	敏感						
	理性に欠ける						
	急に機嫌が悪くなる						
	感情を爆発させる						
社会性	非協力的である						
	喧嘩が多い						
	人の話を聞かない						
	しつこい						
	理屈っぽい						
	他人の話への口出し、割り込みが多い						
	「嫌だ」という言葉が多い						
	友人を作ったり、関係を保つのが難しい						
	反抗的な態度をとる						
学習	気が散りやすい						
	集中できない						
	ボーッとしている						
	同年齢の子と同じようなコミュニケーションがとれない						
	同年齢の子より遅れている						
	能力に対して期待通りの結果が出ない						
	問題解決に苦労している						
	指示に従うことができない						

眠れない子にみられる日中の特徴								
日中のお子さんの様子		どのくらいの頻度ですか?						
		決して ない	第三者 判断	ほとんど ない	たまに	しばしば	いつも	
行動	泣きむし							
	やる気がない							
	パニックになる							
	何かができないとすぐにイライラする							
	落ち着きがない							
	乱暴							
	攻撃的/いじめっ子のよう							
	忘れっぽい							
	ADHDの子のような行動をとる							
	話を聞かない							
	好ましくない行動を抑えることができない							
身体的	水泳やランニングなどの運動を避けたがる							
	不適切な時間に眠ってしまう							
	じっとしていられない							
	つねに動いている							
	過度にソワソワする							
	無気力である							
	眠い							
	エネルギーに満ちている							

お子さんの睡眠環境					
環境要因	どのくらいの頻度ですか？				
	決して ない	ほとんど ない	たまに	しばしば	いつも
寝室がうるさい					
電気をつけて寝る					
部屋が寒い、または暑い（季節によって）					
ぐずったままベッドに入る					
ペットと一緒に寝る					
夜中に寒いと言う					
布団がとても暑いと言う					
布団を蹴飛ばす					
布団に入っても温まらないと言う					
遊びたくなるような環境で寝る					
窓から差し込む光、街灯、朝日を遮光できない部屋					
パジャマの着心地が悪いと文句を言う					
寝るのが怖いと言う					
寝る1時間以内にスマホやテレビ、タブレットなどをみることがある					
寝室にスマホやテレビ、タブレットがある					
家族の問題に影響を受けているようにみえる					
家の中でさまざまなことが起こり、意識がそちらにいっている					
家の中で起こることに意識が向いてしまう					
来客があるとき部屋を共有する					
寝相の悪い人、いびきをかく人と寝ている					

お子さんの睡眠ルーティン					
お子さんの特徴	どのくらいの頻度ですか？				
	決してない	ほとんどない	たまに	しばしば	いつも
毎晩違う時間に寝る					
自分で寝る時間を決める					
寝る前におやつを食べる					
日中ほとんど、あるいはまったく水を飲まない					
就寝までのルーティンが不規則である					
寝る前に絵本やお風呂、瞑想などの気分転換をしない					
自分で寝る準備をすることができない					
ベッドに入るよう言われても拒否する					
ベッドに入るのを嫌がる					
就寝時に元気でエネルギーに満ちている					
寝る前や夜中に飲み物を要求する					
就寝時や夜中に電気をつけたいと要求する					
就寝時間を遅らせようとする					
自分のベッド以外の場所で寝てしまう					
寝る準備をするために多くの手助けや説得が必要である					
布団に入った後、頼み事(願い事)を言ってくる					
寝つくまでに毎晩15分以上かかる					
寝つくまでに毎晩30分以上かかる					
夜中に目が覚め、親や兄弟のベッドに入ってくる					
夜中に目が覚め、親の手助けがないと寝つけない					
朝起こさなければならない					
朝起きるのが遅く、不機嫌である					

気道の危険信号						
お子さんの特徴		どのくらいの頻度ですか？				
		決してない	ほとんどない	たまに	しばしば	いつも
寝ている間の呼吸や音	呼吸が止まっているようにみえる					
	うなされている					
	いびきをかく					
	驚いたりうなされて目を覚ます					
	息苦しそうである					
	短くて速い呼吸をしている					
	体を起こした状態でしか眠れない					
	呼吸が聞こえる、または大きい					
	歯ぎしり					
寝ている間の様子	呼吸が荒い(胸やお腹の張りをみてください)					
	体が変な姿勢になる					
	頭を後ろにそっている					
	息を止めているようにみえる					
	汗をかいている					
	ベッドで座った状態で目を覚ます					
	寝返りを打つ、または足がむずむずする					
	口を開けたまま呼吸をする					
	枕によだれを垂らす					
眠りについた後	悪夢をみる					
	眠りが浅い／起きやすい					
	睡眠時随伴症(寝ながら歩く、話す)がある					
	おねしょをする					
	変わった姿勢で寝る					
	肩や枕に唾液がついている					

気道の危険信号						
お子さんの特徴		どのくらいの頻度ですか？				
		決して ない	ほとんど ない	たまに	しばしば	いつも
目覚めたときの様子	朝から頭痛がする					
	目覚めが遅い					
	不機嫌である					
	疲れているようにみえる					
	起こさなければならない					
	寝具が体に絡まっている					
	へとへとに疲れている					
	睡眠時間が長いのに一日中疲れている					
	体を動かすことを避ける					
	朝の食欲がない					

筋機能および歯科的な危険信号					
特徴	お子さんのみた目、所見、筋機能は どのような状態ですか？		**はい**	**いいえ**	**わからない**
顔・口・のどのみた目	腫れぼったい目				
	目のくま				
	唇の乾燥				
	上唇の幅が減少し、ほとんど動かない				
	下唇が上唇より大きい、または出ている				
	舌が上あごについておらず、舌が前に出ているか口から出ている				
	舌がつねにみえている				
	よだれが出やすい、口や唇が濡れている、口の周りに皮膚炎がある、よだれでシャツが濡れている				
	以下のことがよくわからない場合は、歯科医師、矯正歯科医、筋機能療法士に診査してもらってください。検査項目：				
	顔	細長い顔の形			
		下あごが後退している、または小さくみえる			
		中顔面の骨や頬が平らで発達していない			
		顔の筋肉が弱い、または垂れ下がっている			
		小顔、口が小さい			
		下あごが前方ではなく、後ろ下方に伸びている			
		水平的に顔を三等分したとき調和がとれていない			
		垂直的に顔を五等分したとき調和がとれていない			
	口	歯並びが悪く舌が窮屈			
		舌小帯（舌の下側のすじ）やその他の小帯の異常（TOTs）			
		交叉咬合（上あごが下あごより狭い）			
		開咬（上下の前歯が噛み合わない）			
		出っ歯、受け口			
		深い噛み合わせ			
		上あごが高く狭い			
		歯の圧痕がついた舌、地図状舌			
		歯の欠損（歯の先天欠如）			
		萌出遅延			
		原因不明のむし歯			
	のど	伸長した口蓋垂			
		扁桃肥大（扁桃炎とは限らない）			
		アデノイド増殖を認める（レントゲン）			
		口峡が狭い			
		低く垂れ下がった口蓋帆咽頭			
		舌の後方から咽頭までの距離が狭くみえる			

筋機能および歯科的な危険信号					
特徴	お子さんのみた目、所見、筋機能は どのような状態ですか？		はい	いいえ	わからない
顔・口・のどの所見	発音	't', 'd', 'n', 'l', 's', 'z'の発音時に舌を前に出しすぎている			
		舌位の問題による発音障害：'sh', 'ch', 'j', 'zh', 'r'.			
		原因不明の言葉の遅れ			
	共鳴音	鼻づまり			
		発音時に鼻から空気が抜けるような声である			
	声	荒く低い声または嗄声			
	咳や咳払いをする癖がある				
	呼吸音が聞こえる				
	運動すると息切れする				
顔・口・のどの機能	口呼吸をしている				
	食べ物を早く噛む				
	ほとんど噛まない				
	口を開けたまま噛む				
	飲み込んだ後、口の中に食べ物が残っている				
	くちゃくちゃ音を立てて食べる				
	歯ごたえのあるものを食べない				
	やわらかい食感のものを食べる				
	音を立てて飲み込む				
	飲み込むときに顔をしかめたり、唇やあごの筋肉が緊張する				
	舌を突き出して飲みこむ				
	会話中や食事中に舌がみえる				
	遊んでいるときや集中しているときに舌がよく出ている				
	頭が前方位になっている				
	姿勢が傾いている				
	よだれを垂らす				
	スパウトマグ／ストローマグを常用している				
	基本的に哺乳瓶を使って飲む				
	指しゃぶりをしたり、おしゃぶりなどを吸う				

医学的な危険信号				
かかりつけ医や専門医によって診断がついている場合や、相談したことがある場合に記入してください。	はい	はいの場合 その内容	いいえ	わから ない
上気道の構造的異常について診断を受けている				
気道組織の炎症				
非定型または理想的でない気道の成長発達（症候群ではない） ※筋機能的および歯科的危険信号を参照				
頭蓋顔面形態疾患				
神経筋疾患				
遺伝性疾患				
結合組織疾患				
代謝性蓄積症				
その他の医科的、歯科的危険信号				
その他の上気道の問題				
鼻閉、よく鼻が詰まる				
滲出性中耳炎				
夜間の咳				
胃液の逆流、またはその既往				
鼻声				
声のかすれ、低い声				
副鼻腔				
習慣的な咳／咳払い				
その他の医科的なもの				
免疫力が低い、いつも体調が悪い、病気がち、調子が悪い				
高血圧				
皮膚炎				
肥満				
かかりつけ小児科医の診断				
成長段階の節目の遅れ				
読み書きや計算に対する興味関心が低い				
読み書きや計算の能力が低い				
日中はおもらしをしないが、おねしょが続く				
一般的な発達の遅れ				
身長と体重が年齢相応でない				
自閉スペクトラム症				
ADHDまたはその他の行動の問題				
摂食障害／食事制限／知覚の問題／食物不耐性				
家族歴				
民族性（アジア系もしくはアフリカ系アメリカ人）				

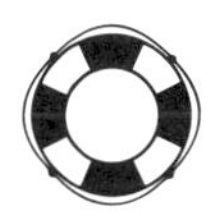

第4章
あなたにできること

睡眠の悩みを解決したいとき、専門家に相談したくなりますよね。でも、専門家に相談する前に、できることがたくさんあるかもしれません。親であるあなたは、ちょっとした工夫や大きな変化を起こすことのできる絶好のポジションにいるのです。子どもが生まれたとき、初めて泣いたとき、初めて笑ったとき、あなたはいつもそばにいました。朝起きるとき、夜寝るとき、病気のとき、泣き止まないとき、一歩踏み出したとき、言葉を発したとき、離乳食を食べたとき、などなど。スーパーで駄々をこねたときや、夜遅くにあなたのベッドに潜り込んできたときにも、あなたはそばにいたはずです。あなたは子どもの人生の中心であり、子どもはあなたの人生の中心です。あなたは子どもたちが人生の最高のスタートを切れるようにサポートし、そして可能性を最大限に発揮できるような最高のチャンスを与えたいと願っています。あなたほど子どもの将来を優先する人はいないでしょう。

だからこそ、あなたは子どもの睡眠のライフセーバーとして最適なポジションにいるのです。

では、どうすればいいのでしょうか？

その第一歩は、この本を読みながら睡眠の知識を身につけることです。ここまで読んで、よい睡眠とはどのようなものか、悪い睡眠がもたらす影響、そしてお子さんにとって問題となる特定の危険信号について理解されたことでしょう。次のステップは、子どもの睡眠を改善するために何ができるかを考えることです。ライフセーバーが海辺の安全な場所を確保するように、家庭でも物理的、精神的に安全な環境を整えれば、よい眠りを促すことができます。ライフセーバーが海水浴客に安全な行動を教えるように、睡眠のライフセーバーであるあなたも、子どもがぐっすり眠れる健康的な生活習慣を確立することができるのです。

この章では、子どもがぐっすり眠れるようにするための、もっとも明確で効果的な方法をいくつか紹介します。これらの方法は、親であるあなた自身がすべてコントロールできる方法であり、家庭内で一貫して実践することで、大きな効果が期待できます。

物理的な環境

子どもをよい睡眠に導くためにできることはたくさんありますが、もっとも重要なことのひとつは、寝室の中と外の両方が睡眠に適した状態であるように配慮することです。音、光、温度、においなどは、子どもの入眠や睡眠の妨げになることがあります。空腹やのどの渇き、痛みなども、すべて睡眠の妨げになります。

寝室を睡眠の聖域とし、「眠る」ための一貫した習慣を身につければ、わずか2〜4週間で大きな違いが生まれます。

睡眠環境を整えることで睡眠に好ましい状態を作り出し、それを日常的に行うことで入眠のきっかけにすることができます。

よい睡眠環境とよい睡眠のルーティンを組み合わせれば、よい睡眠法則をマスターできます。寝室を睡眠の聖域とし、「眠る」ための一貫したルーティンを身につければ、わずか2〜4週間で大きな違いが生まれます。

子どもがぐっすり眠るための、睡眠環境の作り方をいくつか紹介しましょう。

・**光**：周囲の光は、睡眠のサイクルを助けることもあれば、乱すこともあります。体内時計が光を感知できないと、「概日リズム」が不規則になったり、ずれたりする可能性があります。概日リズムとは、各々が持つ体内時計のことで、約24時間における疲労感や睡眠サイクルのタイミングとリズムを決定するものです。このリズムに問題があると、睡眠サイクルのタイミングが早まったり、遅くなったりします。たとえば時差ぼけは、体内時計と実際の時間とがずれている状態です。スマホやタブレット、テレビなどから発せられる光は、眠りに関わるホルモンであるメラトニンのスイッチを切り、入眠を遅らせたり妨げるため、就寝前に浴びるのは好ましくありません。暗闇はメラトニンの分泌を促すシグナルです。このため、就寝の1時間前からは、明るい光、スマホやテレビをみないようにすることが大切です。家中の照明を落とせるのであれば、寝る1時間前から落とし始めましょう。寝室は真っ暗にするのが理想的です。そうすることで、メラトニンが活性化され、脳に眠る時間が近づいていることを知らせることができます。もし常夜灯が必要なら、薄暗い暖色系で小型のものがよいでしょう。そして、できる限り段階的に消灯しましょう。ある母親は、タイマーつきの小さなやわらかい色のランプを使い、10分かけてゆっくりと暗くしていると言っていました。とはいえ、真っ暗がいちばんです。家によっては、ブラインドやカーテンで、街灯や夕日を完全に遮断する必要があります。

- **騒音**：耳障りな音や刺激的な音は、眠りを妨げたり、眠りから覚まさせます。テレビ、タブレット、電話の音、家族の大声(またはケンカ)、皿洗いなどの生活音、うるさい隣人、犬の鳴き声、車、風、嵐、音楽などがそれにあたります。一方で、静かで穏やかな音は、眠りに誘うのに効果的です。クラシック音楽、換気扇やテレビの砂嵐のようなホワイトノイズ、波や流水の音といった自然界の音で、家庭内の騒音をごまかすようにしてみましょう。ゴングやチャイムのような不規則な音を使ったリラクゼーション音楽は避けましょう。やわらかい音は、家庭内や近所の騒音を隠し、安らかな眠りを誘います。

- **温度**：睡眠に理想的な室温は18℃といわれています。高すぎる、あるいは低すぎる温度は、睡眠不足やストレス、睡眠時無呼吸の原因となります。パジャマと寝具の重さを考え、一晩中体温が一定に保たれるよう、暑すぎたり(寝具を蹴飛ばしたり)寒すぎたりしないよう、微妙なバランスを保つことが大切です。できれば、一晩中室温を一定に保ち、パジャマや寝具(布団や毛布)は軽量な天然素材のものにすることが理想的です。温度調節のできない暖かい場所では、最小限の寝具と軽い扇風機の組み合わせが睡眠には最適かもしれません。夜間暖房のない場所では、保温性の高い天然繊維の寝具を使用することで、一晩中暖かく過ごすことができます。

- **安全性**：悪夢をみることが多い子どもは、就寝時間が強いストレスになることがあります。そこで、ベッドに入る前に、窓やドアの向こうが安全であることを一緒に確認したり、おもちゃの剣で部屋中のみえない怪物をやっつけるなどすると、部屋の中が安全だと感じさせることができます。ベッドの横に安心できるような写真(大切な人の笑顔の写真や楽しかった休日の写真)を置いたり、やわらかいぬいぐるみを置くのも効果的です。子どもは、身体的にも精神的にも安全で安心できることが必要です。就寝時の家庭内の「情緒的な充足感」も、就寝時に子どもが安心できるかどうかの一因になり得ます。また、日中に心配になるようなニュースや怖い出来事に遭遇したり、映画の登場人物に影響されることなども、子どもを不安にさせることがあります。

・**におい**：愛情や安全を連想させるにおいや、ラベンダーやローズなど、気持ちを落ち着かせリラックスさせるエッセンシャルオイルを選びましょう。同じにおいを定期的に使うことで、においと眠りの関連づけができ、子どもが眠りにつきやすくなります。

・**空間**：寝室は本来、睡眠のための空間ですが、遊び場になっていることも多く、おもちゃやゲーム、電子機器など刺激になるものであふれています。できれば、寝室以外の場所に遊び道具を置くスペースを作りましょう。それが無理なら、寝る前の片づけを就寝前のルーティンのひとつにするとよいでしょう。電子機器は寝室の外に置くようにしましょう。

・**快適さ**：パジャマや毛布は、やわらかくて低刺激の素材を選ぶと、子どもが落ち着きます。敏感な子どもには縫い目のないパジャマを、やわらかいにおいを好む子どもには、においのついたパジャマや毛布を選ぶとよいでしょう。お気に入りのキャラクターが描かれたパジャマなら、特別な意味を持たせることもできます。たとえば、スーパーヒーローが描かれているなら、怪獣を怖がるお子さんにとって「怪獣退治の力」が備わった特別なパジャマになるでしょう。

子どもが安全で愛されていると感じる穏やかな家庭は睡眠に最適な環境ですが、感情的になりやすい、混沌とした不安定な家庭では、子どもが心からリラックスすることは難しいでしょう。

情緒的な環境

安心できるかどうかという情緒的な環境も、寝つきのよさ、または悪さに影響します。子どもが安全で愛されていると感じる穏やかな家庭は睡眠に最適な環境ですが、感情的になりやすい、混沌とした不安定な家庭では、子どもが心からリラックスすることは難しいでしょう。そのような環境では、子どもは興奮や恐怖から解放されません。

不眠症は、サマータイムの適用や引越し、旅行といった小さな原因から、新しい家族の誕生や末期がんの祖父母の存在といった大きな原因、洪水や地震、山火事、戦争など、ストレスや変化の多いライフイベントでよく起こります。穏やかで小さな生活の変化であれば、比較的容易に適応することができますが、大きな災害は深い不安やトラウマを生み、寝つきを悪くしたり、眠ることへの恐怖心を持たせてしまうことがあります。

不安は、子どもの入眠や睡眠、安らかな夢を妨げます。そうしたとき、子どもは一人で眠るのがつらいと感じるかもしれません。不安への対処法を身につけ、睡眠に関するポジティブな連想を築くことが、睡眠の苦しみを最小限に抑えるカギとなります。悲惨な目にあった子どもには、専門家のカウンセリングやサポートが有効な場合もあります。多くの場合、数週間ではなく数ヵ月という長期のサポートが必要になります。

また、お子さんの不安が、ライフイベントに適応するための一時的なものなのか、それとも一日を通して、折に触れ行動に影響を及ぼす、より日常的な不安なのかを見極めることも重要です。不安の程度によって、必要な介入の期間と種類が決まります。場合によっては、優秀な児童心理学者（理想的には睡眠を専門とする)の助けが必要となるかもしれません[126]。

子どもをなだめて眠らせるために、あなたができることはたくさんあります。

- **お気に入りのぬいぐるみや毛布を用意する**:幼児期には、クマや特別な毛布など、安心するためのお気に入りのアイテムを持っている子が多くいます。これは心配することではなく、むしろ奨励すべきことです。なぜなら、こうしたアイテムは、子どもが親への依存から自立へと移行するのを助けてくれるからです。これらの愛用品は、夜間の分離不安に直面したときに、子どもをなだめ、慰める手段にもなります。おもちゃなど特定のものへの愛着は、子どもによって異なり、強制することはできませんので、子どもの言う通りにしてあげるとよいでしょう。

- **寝る前の読み聞かせでリラックスさせる**:夜寝る前に絵本の読み聞かせをすると、子どもと親の間に大きな安心感とつながりが生まれます[127]。子どもが恐怖心を抱いていたり、何らかの困難に直面している場合は、エマ・ヤーレット氏の『オリオンとクラヤーミ』のような絵本を読んだり、オリジナルの物語を作ってみてもいいでしょう。それは子どもの夢と相互作用し、対処する力と立ち向かう力を思考に溶け込ませることができるのです。私のクリニックに通う子どもの一人は、怖くなったとき、子犬の人形の"力"を借りることで、その恐怖を乗り越えました。その子犬が、「あなたはだんだん小さくなーる。小さくなってみえなくなーる。よし! 消えた! 戻ってきてはだめよ。もう大丈夫だからね」と"魔法の言葉"を唱えると、怖いものはどこかにいってしまうのです。子どもが自分でコントロールできるようなフレーズを身につけることは、とても大切なことです。絵本は子どもたちを安心させ、その日頑張ったこともつらかったことも、すべてを輝かしい思い出に変えてくれるのです。寝る前の読み聞かせには、人生の教訓が含まれていることもあります。『イソップ物語』がその一例です。暗示は夢に出てきやすいものです。ですから、寝る前の読み聞か

126 Owens and Mindell, Take Charge of Your Child's Sleep, 132–33.

127 Zuania Ramos, 'Storytelling Can Help Your Children Sleep Better and Strengthen Your Family', Huffington Post, last modified August 27, 2013, http://www.huffingtonpost.com.au/entry/3817198.

せは、子どもに小さい頃から学んでほしい物語やアイデアを共有する理想的な方法です。付録Bに、おすすめの物語のリストが掲載されています。

・**子どもと一緒にリラクゼーション法を実践する**：体の一部を強く握りしめてから解放するという段階的なリラクゼーションは、子どもがリラックスするのに役立ちます。やり方は、体の各部位を強く握りしめては離す、ということを繰り返しながら、子どもに話しかけるだけです。「足の指を強く握りしめて、5つ数えるね……ぎゅっ、ぎゅっ、ぎゅっ、ぎゅーっと握って、さぁ離すよ。ほら、気持ちいいでしょう。やわらかくて重たい感じだね」といったようにです。脚、腕、顔、体全体など、体の主要な部分すべてについて繰り返します。気持ちを言葉で表現することで体のリラックスを促せます。少し変わったアプローチとしては、子どもと一緒にヨガをすることで、眠りの前に子どもの心を静め、落ち着かせるというものがあり、マルティナ・セルウェイ著の『Sleepy Little Yoga』という本で紹介されています。

・**一緒に瞑想をする**：瞑想は、落ち着くまでに時間がかかる子どもが、夜に行うべきすばらしいルーティンのひとつです。雲の旅や海底の宝探し、魔法の粉を振りまく妖精の庭、巨大なダイヤモンドに自分の名前が書かれた洞窟、夜空に自分の名前を書くホタルなど、瞑想するときは、工夫次第で子どもを不思議な旅に誘うことができます。子どもの想像力をかきたてそうなものなら、何でも使ってみてください。寝る前の瞑想は、親子の間に特別な絆を生み出します。私がとても重宝しているのは、「インサイトタイマー」というアプリで、子ども向けの瞑想や物語がいくつも用意されています。とくにお気に入りなのは、リーズル・ファン・デル・ホーフェン氏の『Firefly Meditation for Peaceful Sleep』[128]です。瞑想中に、心を落ち着かせる呼吸法を子どもに教えることもできます[129]。

・**モンスターを退治する**：お子さんがモンスターや恐ろしい何かを怖がっている場合、「お清めの儀式」がそれらを取り除く助けとなることがあります。ここでも想像力を働かせましょう。子どもによって、効き目があるものは違います。子どもが想像上のモンスターに怯えて眠れないときは、寝室の片づけをする際に“魔法のスプレー”を使ってみてください。大きなモンスターには青いスプレー、臭いモンスターには黄色いスプレー、それ以外のモンスターには緑のスプレーを使うといいでしょう。小さなボトルに水と食用色素を入れて作ります。「1回スプレーするとモンスターがいなくなり、2回スプレーするとモンスターのズボンをズリ下げちゃいます！」――そうやって子どもを笑わせれば、恐怖や不安を取り除けます。また、さまざまな“みえない道具”を用意するのも効果的です。魔法の粉、呪文、みえないハンマーなどを使って、部屋やベッドの下、窓など、モンスターが「忍び込む」可能性のある場所を一掃するのです。ただし、やり過ぎない程度に。そして、その子に合った道具を使ってあげるという、ちょっとした工夫が必要です。どんなものを選んでも、その子にとって信じられ、安心できるものでなければなりません。

・**安心感を与える**：子どもが夜間にもっとも恐れるものは、暗闇、モンスター、原因不明の音、侵入者です。安心させてあげることは大切ですが、大袈裟にやりすぎると、モンスターが実在すると思い、さらに怖がる可能性があるので難しいところです。このあたりは、子どもの情緒や発達の成熟度、対応の仕方、言葉の使い方によって、多少変わってきます。恐怖に対処できるようになるには、子どもは時間の感覚が発達し、不安な心をコントロールでき、冷静に判断して怖い想像に打ち勝てるようになる必要があります[130]。また、子どもの感情をエスカレートさせたり否定したりせずに認め、本当の恐怖なのか、ただの甘えなのかを見分けることも重要です。子どもには、安心できる安全な家に住んでいることを再確認させましょう。同時に、子どもに対処する力をつけさせるために、明るいうちに恐怖をコントロールする方法を教えてあげましょう。よい方法のひとつは、よく話し合い、怖いものを紙に描いてから、それをゴミ箱に捨てることです。こうすることで、子どもは恐怖を解消し、自分でコントロールできるようになったと感じることができます。恐怖心が消えない場合は、

128 See https://insighttimer.com/FairyCaravan/guided-meditations/firefly-meditation-for-peaceful-sleep.

129 A great resource for teaching kids breathing is accessible on the Buteyko Method for Children and Teenagers website, which you can find at http://buteykoclinic.com/buteykochildren.

130 Gwen Dewar, 'Night-Time Fears in Children: A Guide for the Science-Minded', Parenting Science, accessed January 1, 2018, https://www.parentingscience.com/nighttime-fears.html.

あなたにできること

就寝前のルーティンとして“おまじない”を行い、怖い考えやモンスターが永遠に消える呪文を唱えます。「ここはお前の家じゃない、あっちに行け！」と。しかし、しつこい恐怖には、専門家の助けが必要となるかもしれません。

・**原因を分析し、直接対処する**：睡眠不足の引き金となる問題がある場合、その問題やそれに関連するものを取り除き、新しい習慣を身につけられれば、寝つきをよくすることができます。日常生活の中で問題解決に取り組むには、ある程度計画的に考える必要があります。まず、日々のストレスを生み出しているものが何かを考えてみます。詰め込みすぎのスケジュール、慣れない日常生活、テレビやスマホからのブルーライトの刺激などでしょうか。とくに就寝前はもちろん日中も、怖いテレビ番組や物語、映像を避けることが大切です。子どもが不合理な恐怖に苦しんでいる場合は、空想と現実の違いについて話し、タンスの奥やベッドの下をみせて、そこに怪物がいないことを優しく根気強く教えてあげましょう。

これらの方法を試してみても不安が勝るようなら、カウンセラーや心理学の専門家に相談する必要があるかもしれません。これについては、第6章で詳しく説明します。

さらに深く！　夢と悪夢

起きたときに夢を覚えているかどうかにかかわらず、私たちは皆、夢をみます。私たちの夢にはたいてい身近な人々が関与しています。残念ながら、ネガティブな感情のほうが頻繁に現れがちで、家族の衝突や怖くてトラウマになるような出来事が悪夢の引き金になることもあります。ですから、お子さんの悪夢の引き金になるものがわからない場合は、世話をしてくれる人や、お子さんと多くの時間を過ごす人に相談して、問題の真相を突き止めるとよいでしょう。悪夢が長く続くと、寝ること自体が怖くなってしまう可能性もありますので、できるだけ早く対処したほうがよいでしょう。

悪夢は怖いものですが、悪いことばかりではありません。実は、悪夢や怖い夢は、難しい感情に対処するための脳の学習法なのです。とはいえ、幼い子どもにとっては、非常に不安なものであることに変わりはありません。2歳から5歳の子どもの24％が3ヵ月以上続く慢性的な悪夢をみるなど、ほとんどの子どもが経験しているのです[131]。

もっとも重要なことは、根本的な不安から起こる持続的な悪夢と、日中の出来事が引き金となって起こる一時的な悪夢を区別することです。幼い子どもは通常、一人でいること、暗闇、空想上の生き物、怪物、雷など、実際に自分を傷つけることのないものを想像し怖がります[132]。また、けが、血、針など実際に自分を傷つけることのある現実のものについても心配します。これは、夢や悪夢の中に登場することがあります。

多くの子どもはニュース番組などに対して敏感です。たとえば、過去にオーストラリアの山火事が報じられた際には、悪夢や不安のために睡眠専門医を紹介される子どもが急増しました。5歳のビリーは、頭からつま先まで汗まみれで目覚め、日中もよくかんしゃくを起こしていました。しかし、寝る1時間前にはテレビを消し、読書などの心のやすらぐ活動をすることで、すべて解決しました。

幸いなことに、さまざまな方法で、悪夢に対処できるように脳を鍛えることができます。もしお子さんが自分がみた悪夢について話し始めたら、手助けしてあ

131　Owens and Mindell, Take Charge of Your Child's Sleep.
132　Ibid.

げましょう。その際は、次のような方法をおすすめします。

- **状況にユーモアを持たせる**：おまじないのスプレーを使うとモンスターのズボンが落ちる、おまじないの粉を使うとモンスターがくしゃみをする、笑う、逃げる、おもらしするなど、悪夢を笑える内容に変えます。

- **悪い夢のストーリーを書き換える：**子どもたちは工作したり絵を描いたり、演技をしたりして、夢の中で何が起こったのか、どうすれば違うことを起こせるのかを考えることができます。それが新しい物語になるまで、何度も何度も繰り返します。

- **お守りを作る：**たとえば「安心と勇気をくれるお守り」は、悪夢から子どもたちを守ってくれるでしょう。

- **瞑想と視覚化**：寝る前の瞑想と物語も、夢に影響を与えることがあります（この章の前半を参照）。

- **第三者の魔法**：この章の最後に紹介します。

そしてもちろん、一貫した就寝のルーティンは、子どもたちが落ち着き、大切にされると感じ、安心感を得て、不安からくる悪夢を減らすのに大いに役立ちます。

ルーティン

日中と就寝前の行動はすべて、脳がもう寝る時間だと認識する働きに影響を与えます。お子さんは一日のうちに何を食べていますか？　何を食べていませんか？　運動量はどうでしょうか？　日中、光にどのくらい当たっていますか？　何か動揺するような出来事や、興奮するような出来事はありましたか？　眠れないとき怯えていますか？　親のどちらかが怒って怒鳴りましたか？　学校でトラブルがありましたか？　いじめられていませんか？　傷ついていませんか？

一日を通しての、そして寝る前の一貫した健康的なルーティンは、とても心地よいもので、サマータイムや来客、両親の出勤や帰宅、旅行などの変化に子どもが適応するためにも効果的です。一貫したルーティンは、ぐっすり眠れる「スーパースリーパー」になるうえで非常に役立ちます。ルーティンを確立することは大変な作業に思えるかもしれません。

しかし、あなたがた家族が眠れていないのなら、子どもの人生のできるだけ早い段階で、時間とエネルギーを費やしてでもルーティンを確立する価値があります。今までルーティンのない生活をしていたとしても、始めるのに遅すぎるということはありません(赤ちゃんがいるかたは、付録Aをご覧ください)。

何から始めるか？

日中と就寝前の具体的なルーティンを紹介する前に、新しいルーティンを確立し、持続させるために役立つ一般原則がいくつかあります。

まず、一度にすべてを変えようとすることはやめましょう。昼寝の時間や寝る時間を少しずつ変えていくことを目指しましょう。同様に、サマータイムへの移行にも少し時間がかかりますが、4〜7日間かけて子どもの環境とルーティンを変えることで、誰もが簡単に適応できます(とくに、すでによいルーティンが身についている場合には)。徐々に変化させることで誰もが移行しやすくなり、疲れすぎることを防げます。

2つ目は、就寝時間について家族で話し合いの場を設けましょう。寝る前の行動を選択することは可能ですが、寝る時間そのものとそのルーティンは、ずっと同じであるべきです。この仕組みには、両親がともに同意していなければなりません。

そうでなければ、両親のどちらかがこのルーティンを破る可能性が高くなります。もちろん、子どもが変化に対応できなくなってしまうような、厳格なルーティンにはしたくないものです。ですから、週末はいつもと少し違うことをしてもいいでしょう。しかし夜間は、誰が寝かしつけをするにしても、一貫したルーティンを目指さなければなりません。

年の離れた兄弟がいる場合は、年上の子どもたちへの配慮も忘れずに。弟や妹が寝た後、親と一緒に過ごせるように、公平なルールと機会を設けましょう。年上の子に年下の子の寝かしつけを手伝わせるのもひとつのアイデアです。

3つ目は、時間をかけることです。少なくとも2週間は、新しいルーティンを始めるのに支障がない時期を選びましょう。誰かが病気であるときや、家庭に問題があるとき、親戚が訪問してくるときなどには、新しいルーティンを始めないでください。そして一度始めたら、1ヵ月間は新しいルーティンを忠実に実行します。邪魔しない、変更しない、言い訳しない。こういったことを心がければ、ほとんどの場合、2週間から4週間で改善がみられます。

最後に、2週間以上同じルーティンを続けても、子どもがそのルーティンを守らない場合、その原因をさらに詳しく調べる必要があります。行動を変えるには、もう少し時間と具体的なご褒美が必要なのかもしれませんし、あるいは、その子が寝ようとしないことが家族の対立やストレスの原因になっているなら、心理学の専門家がストレスを和らげ、抵抗の原因を突き止める手助けをしてくれるかもしれません。子どもがなかなか寝ようとしないのは、行動の問題ではなく、睡眠関連疾患のために睡眠が不快になっている可能性もあることを忘れずに、そのような危険信号に気をつけましょう。一度ルーティンが定着すれば、連動してうまくいくようになります。

つまり、ルーティンを守れば、そのルーティン自体が睡眠の引き金になるのです。脳はルーティンの一部を認識することで、眠りにつく準備を始め、早く眠れるようになっていきます。そのため、ルーティンをこなすのに要する時間も、さらに短くなることもあります。旅行中、子どもが慣れない環境やベッドで眠ることに苦労している場合、自宅と同じルーティンを維持することで、かなり楽になることもあります。

寝る前のルーティンのコツ

疲れて機嫌の悪い子どもを寝かしつけることは、ほとんどの親にとって技術と忍耐力が試されます。「疲れてない」「のどが渇いた」「トイレに行きたい」「私も家族の一員だからまだ寝たくない」などなど、就寝の時間は本来なら安らぎの時間であるはずなのに、説得と言い訳の我慢比べになりかねません。それゆえ、アダム・マンズバック氏の本が誕生したのです[133]。

子どもの就寝時刻は、毎晩同じ時刻にすることが望ましいです。その子にとって最適な就寝時刻を知るには、一日の流れから逆算します。朝起きる時間（またはいつも起きている時間）を割り出し、その年齢で理想的な睡眠時間を逆算すると、子どもが眠りにつくまでに必要な時間がわかります。そして、さらに寝る前のルーティンのために30分ほど時間をさかのぼり、寝つくために必要な15分を逆算します。そうすれば、毎晩の就寝時刻が決まります。

たとえば、4歳の子どもの場合、一日の睡眠時間は12時間程度が望ましいとされています。日中に1時間昼寝をすれば、夜の睡眠時間は11時間になります。そのため、午前6時30分に起床するなら、寝る前のルーティンは午後6時45分から始めることになります。

- 午後6:45：寝る前のルーティンを始める
- 午後7:15：ベッドに寝かせる
- 午後7:15〜7:30：眠りにつく時間
- 午前7:30〜6:30：睡眠（11時間）

ここで、いくつかのアクティビティを取り入れるとよいでしょう。

- **お風呂に入る**：寝る30分以上前に温かいお風呂に入ると、体が眠りにつきやすくなります。入浴後は体温が下がり、この体温の低下が睡眠に入るきっかけになります。また、歯みがきやトイレも入浴後の習慣に加えたいところです。

- **おやつ**：寝る1時間前に軽食が必要な子どもには、オートミール、バナナ、牛乳などのメニューがおすすめです。チョコレート、紅茶、コーラなどカフェイ

133 Mansbach and Cortés, Go the F**k to Sleep.

ンを含むものは、就寝の4時間前から避けましょう。

- **絵本の時間**：読書は、子どもも大人も寝る前にできる静かでよい活動です。ただし、ベッドで読むことと寝ることが関連しないように、ベッドの外で行うのが理想的です。なぜなら、夜中に目が覚めたときに本を読んでもらえるようなイメージを持たせてしまうためです。夜中に目が覚めるたびに絵本を読み聞かせることは、現実的ではありません。ベッドでの読み聞かせを子どもが望む場合は、眠りに落ちる直前に読み聞かせを終了させます。「もう眠る準備ができたんだね。おやすみなさい、いい夢をね」と声をかけてあげましょう。

- **その他のリラックス法**：小さな子ども向けのヨガは、筋肉を伸ばしたりほぐしたりして、疲れた頭をゆっくり休ませることができます。

- **明日のやることリスト**：次の日のやることリストを作ると、不安が解消されます。また、ベッドに入ったとたんにおしゃべりを始める“おしゃべりさん”な子どもにも有効です。メモ帳を用意して、ベッドに入る前に次のように書き留めておきましょう。「朝、リリーと恐竜のピクニックの話をする」。

- **動き**：ロッキングチェアに座って子どもを抱っこしたり、体を揺らすことで、深い眠りにつくことができます。

- **タッチ**：抱っこや優しくなでる、マッサージをするなどは、寝る前に子どもを落ち着かせ、特別な絆の時間を作ります。

- **音楽と瞑想**：寝る前に瞑想をさせたり、静かで穏やかな音楽を聴かせるのもよいでしょう。

- **「おやすみなさい」の挨拶**：兄弟や親戚のいる大家族の場合は、寝る前にみんなでおやすみのキスをするのもよいでしょう。また、おもちゃやゲームにおやすみを言って、片づけをすることもおすすめです。

・**モンスター退治**：子どもが怖がりなら、一緒にモンスターを退治するのもひとつの方法です。

就寝時間は、子どもにとって特別な楽しい時間であるべきで、あまり気負う必要はありません。

寝る前のルーティンが決まれば、脳が順応し、「眠りに落ちる」プロセスを連想的に誘発するため、ルーティンに必要な時間も短くなります。一度ルーティンが確立されれば、一時的にルーティンを変更したり、元に戻したりできるようにもなります。旅行中などでルーティンを正確に守るのが難しい場合は、家に帰ったらすぐに元のルーティンに戻すようにしましょう。外出先でも、できるだけルーティンを守ってください。慣れない環境やベッドで眠るときに役立ちます。

さらに深く！　子どもの寝かしつけが問題になるとき

多くの親は、温かくて愛情深い就寝時間を子どもと一緒に過ごすことと、子どもが一人で眠りにつけるようになることとの間で葛藤しています。調査によると、就学前の子を持つ親の43％が、学齢期の子を持つ親では23％が、子どもが眠りに落ちるまで一緒にいるそうです。しかし、そのような習慣は、子どもが夜中に目を覚ましたときに、毎回親の寝かしつけを必要とする可能性があります[134]。

寝かしつけのために子どものそばにいることを親が望むのであれば、それは個人の自由です。しかし、この方法をとっている多くの親は、それを継続することがだんだん難しくなっていきます。子どもからの要求が多くなり、徐々にそばにいる時間が長くなって、一日の終わりに親自身がくつろいで過ごす時間が削られてしまうのです。

愛情はいろいろな形で示すことができますが、就寝時の愛情の示し方としては、温かく愛情に満ちた声と安心させるような話し方がもっとも効果的です。長い間子どもと一緒に横になっていると、あなたは子どもの“抱き枕”になっているかもしれません。多くの子どもはテディベアやぬいぐるみを持っていますが、もしあなたが子どものテディベアになってしまっていたら、ちょっと困りますよね。そのため、この習慣を維持することは難しく、子どもの自立の助けにもなりません。子どもによっては、寝かしつけに時間がかかることもあります。

寝つくまでに15分以上かかったり、夜中に何度も目が覚めて、そのたびに寝かしつけに手助けが必要なら、睡眠に問題があると考えられます。

何が不安でなかなか寝つけないのか、その原因を探ってみる必要があるかもしれません。行動や習慣が原因だと考えて、このパターンを変えようと決めたら、ゆっくりと変化させるのがいちばん効果的でしょう。

まずはベッドに入る前に、「抱きしめタイム」や「おやすみのキスタイム」をすることから始めましょう。そして、一緒に横になるパターンから脱却するために、子どもの隣にいすを持ってきて座り、子どもが欲しがったら特別なぬいぐるみを持たせてあげるようにします。横で親がいすに座っていることに慣れたら、「部

134　Owens and Mindell, Take Charge of Your Child’s Sleep.

屋を出て2分したら、おやすみを言いに戻ってくるね」と声をかけてあげましょう。言った通りにすることで、子どもはあなたが約束を守ってくれていると安心するのです。

毎晩続ける中で、より長い時間部屋を離れることができたら、翌朝「静かに眠れていたね」「一人でよく寝れたね」と褒めてあげましょう。いすが子ども部屋の外に置かれるまで、日に日にゆっくりといすをドアに近づけていくことも有効かもしれません。

寝かしつけのパターンを崩すには、時間がかかるでしょう。それぞれの段階で、あなたが自分の言った通りにしてくれると子どもが安心し、安全だと感じる必要があります。また、おしゃべりをしない、言い訳をしない、大声を出さないなどのルールも守る必要があります。子どもが自分でうまく眠れるようになれば、夜中に目が覚めても、自分で眠りに戻る方法を学んでいるので対応が楽になるでしょう。

ただし、一般的な不安や睡眠関連疾患が原因だと思われる場合は、専門家の助けを借りる必要があります(第6章参照)。

夜間のルーティンのコツ

夜間は誰もが短時間の覚醒を経験しますが、完全に覚醒することはありません。ほとんどの人は起きていることを意識していません。しかし、子どもが再び眠りにつくために手助けを必要とする場合は、中途覚醒の問題があり、それに対処するのに望ましい夜間のルーティンを考えなくてはなりません。未就学児の3分の1は、少なくとも夜に1回起き、5%は2回以上起きています[135]。

中途覚醒の一般的な原因は、日常生活、環境、睡眠関連疾患、行動などに関連しています。ルーティンに関連する原因としては、日常生活のリズムの乱れ(休日など)、しっかりとしたルールの欠如などがあり、それらによって簡単に目覚めてしまったり、睡眠が妨げられやすい浅い睡眠のステージにとどまらせることになります。最後に、中途覚醒に影響する行動的要因には、体調不良や、日中の出来事による興奮やストレスが挙げられ、落ち着きをなくしたり、悪夢をみせることにつながります。

数年前の話ですが、私のクリニックに3歳の女の子が通っていました。いつも問題なく診察できるのですが、その日は明らかに動揺しており、診察ができませんでした。やがて彼女は私のひざの上に這い上がり、こう言ったのです。「家で怒鳴り声が聞こえて、そのとき大きな嵐が来て、本当に怖かったの」。私がその子を慰め、話を聞いている間、彼女の父親は口を開くことはありませんでした。数週間後、父親は自分たちが離婚したことを打ち明けました。この少女は本当に恐怖を感じており、恐怖心を和らげるような安らぎと養育を必要としていたのです。

多くの場合、中途覚醒は、目が覚めても自分で再び眠りにつけるようにすることで解決できます。これは先に述べたように、初めから一人で眠れるようになれば、自然にできるようになるものです。夜中に目が覚めたとき、親に寝かしつけられるのが習慣になっている子は、再び一人で眠れるようになるまでには、1週間ほど安心させる期間が必要かもしれません。優しく励まし、抱きしめてあげれば、また眠れるようになることもあります。あるいは、その日の最初の寝かしつけのときにしたことを、一からやり直すのも効果的です。これは単純に、最初

135 Owens and Mindell, Take Charge of Your Child's Sleep.

と同じことを、夜中に目が覚めてしまったときにもするということです。やがて、最初の寝かしつけのときと同じように、あなたがそばにいる必要性はだんだん薄れていきます。しかし、怖い夢をみたときは、抱っこして安心させてあげることがとくに必要となるかもしれません。やがて、両親を起こして寝ようとするのではなく、一人で寝る前のルーティンを行えるようになります。

よくある難しい問題ですが、子どもが夜中にベッドに潜り込んでくることは少なくありません。睡眠中に動かずに静かに寝ていれば、親の睡眠は妨げられないかもしれません。寄り添って眠ることはなんとも素敵なことですが、親の睡眠が妨げられ、お互いに質の高い睡眠をとれないというのは望ましくありません。逆に、親が落ち着きがなかったり、寝息がうるさかったりすると、子どもの睡眠が妨げられる可能性もあります。私たちが目指しているのは、家族全員にとって最適な睡眠なのです。

なお、睡眠中に目が覚めることと、睡眠時遊行症(夢遊病)や寝言などの睡眠時随伴症は別の問題です。睡眠時随伴症の子には、落ち着いて静かにベッドに戻るように指示する必要があり、翌日には歩いたり話したりしたことをまったく覚えていないでしょう。親にとっては恐ろしいことですが、子どもが家の中をうろうろしたり、最悪の場合、家の外に出ても危険のない環境であることを確認しておく必要があります。睡眠時随伴症が続くようなら、医師の診察が必要です。

さらに深く！　添い寝をするかしないか

添い寝をするかしないか、この問題に対するスタンスは文化的にさまざまです。アジアのように5〜6歳の子どもが両親と同じベッドで寝る文化もあれば、西洋のように赤ちゃんが生まれたときからベビーベッドで一人で寝ている文化も多くあります[136,137]。

医学的なアドバイスも、添い寝に関する親の決断に影響を与えるかもしれません。添い寝をしていると、乳幼児突然死症候群（SIDS）の可能性が高くなるため、赤ちゃんとの添い寝に関しては厳しい医療ガイドラインが存在します[138]。

一人で眠ることを子どもが学んでいない場合や、睡眠のトラブルを解決するために添い寝をしている場合は、添い寝自体が問題となることもあります。成長するにつれ、子どもが一人で眠る方法を身につけ、途中で起きたとしてもまた眠れるようになる、そうやって自立していく心を身につけることが重要です。

しかし、添い寝が家庭の方針であるならば、全員が必要な睡眠をとれている限り、これに異議を唱える理由はないでしょう。睡眠サイクルを妨げないような工夫が大切です。たとえば、自分のベッドの横に子どもが寝られるマットレスを置いておくと、子どもや自分が起きたり動いたりするときに、お互いに邪魔になりません。

どのように判断するにしても、睡眠の法則を考慮に入れて、安全性を損なわないこと、全員の睡眠の質と量を犠牲にしないようにすることが大切です。

136　Sarah L. Blunden, 'Comment on: The Joy of Parenting: Infant Sleep Intervention to Improve Maternal Emotional Well-Being and Infant Sleep', Singapore Medical Journal 58, no. 3 (2017), https://doi.org/10.11622/smedj.2017019.

137　Sarah L. Blunden, Kirrilly R. Thompson and Drew Dawson, 'Behavioural Sleep Treatments and Night-Time Crying in Infants: Challenging the Status Quo', Sleep Medicine Reviews 15, no. 5 (2011), https://doi.org/10.1016/j.smrv.2010.11.002.

138　American Academy of Pediatrics, Task Force on Infant Sleep Position and Sudden Infant Death Syndrome, 'Changing Concepts of Sudden Infant Death Syndrome: Implications for Infant Sleeping Environment and Sleep Position', Pediatrics 105, no. 3 pt 1 (2000): 650–56.

朝のルーティンのコツ

決められた時間に決められたルーティンで眠ることが大切ですが、同様に、毎日同じ時間に起きて、一貫した朝のルーティンをこなすことも大切です。

ここでは、子どもが上手に目覚めるためのコツを紹介します。

- **早く起きてしまう子どもには「起床時刻の目安」を設ける**：デジタル時計が読めるお子さんなら、時計の数字を読んで、いつ起きてよいかを教えてあげるとよいでしょう。また、誰よりも早く起きたときに何をしていいのか、ルールを決めておくことも大切です。

- **子どもを起こす**：パパやママの心地よい声で目を覚まし、背中をさすってあげると、子どもは気持ちよく一日を始めることができます。

- **ぐっすり眠ったご褒美**：朝は、夜にぐっすり眠れた子どもにご褒美を与えるのにぴったりの時間です。「すぐに眠れたね」と言って抱きしめてあげましょう。褒められて機嫌がよくなると、一日の始まりがとても気持ちよくなります。小さなことでも構いませんので、笑顔でいられることをたくさんみつけてください。

- **温度設定**：家の中を快適な温度にしてあげましょう。寒いときは、暖かいスリッパとガウンを用意し、子どもが着替えられるようにしましょう。

- **栄養価の高い朝食を用意する**：おいしくて栄養価の高い食べ物を用意しましょう。早起きする子どもにはシリアルバーやバナナを手の届くところに置いておくとよいでしょう。週末には、ベッドで朝食をとるのもいいかもしれませんね。

- **日光を浴びる**：朝や日中に日光を浴びることは、睡眠や覚醒にかかわる体内時計の強化に役立ちます[139]。

139 Stephen M. Pauley, 'Lighting for the Human Circadian Clock: Recent Research Indicates That Lighting Has Become a Public Health Issue', Medical Hypotheses 63, no. 4 (2004), https://doi.org/10.1016/j.mehy.2004.03.020.

・**一日の準備をする**：これから始まる一日について話し、子どもが何に期待し、何を楽しみにすればよいかを把握できるようにしましょう。

朝のルーティンを整理しておくことは大切です。そうすることで、仕事や学校のある日に慌てることなく、家族全員が落ち着いて楽しく過ごすことができます。前日の夜には、翌日着ていく服を並べるなどの準備をするとよいでしょう。朝が苦手なお子さんには、朝のルーティンや早起きゲームをすることで、一日の準備や時間通りに行動するモチベーションを高めることができるかもしれません。

子どもが不機嫌な顔で起きてきた場合は、"優しく、優しく"アプローチしてあげましょう。よく眠れた子どもは、起きたときに不機嫌だったり、なかなか起きてこないなんてことはあまりないはずです。もし、子どもが正しい睡眠時間をとっていても起きたときに不機嫌なようなら、「睡眠の質が悪い」という危険信号です。

日中のルーティンのコツ

よい睡眠の準備は、日中の行動から始まります。日中の行動に問題があると、睡眠の問題につながる可能性が高いからです。ここでは、子どもの日中のルーティンについて、気をつけるべきことを紹介します。

・**昼寝の時間**：昼寝の時間は、きちんと決めておくことが大切です。友人とのおでかけや来客で睡眠が妨げられた場合は、翌日に昼寝の予定を組み、子どもが正しい睡眠時間を確保できるようにしましょう(トレイシー・ニューベリー氏による赤ちゃんの昼寝に関するすばらしいヒントについては、付録Aを参照してください)。

・**電子機器**：スマホやタブレットなどの使用が増えると、子どもの睡眠が妨げられ、テックネック(スマホ首、ストレートネック)になってしまいます。これらの使用は、過剰な刺激を与え、日中のスケジュールに忙しさを加え、就寝時間を遅くする可能性があります。電子機器を使うときはリラックスできるようにし、日中のテレビや特定の番組が眠れない一因になっていると思われる場合は、それらを切り離すようにしましょう。これらの電子機器は寝る1時間前までに電源をオフにしてください。このアドバイスは大人にも当てはまります！

- **運動**：子どもには適度な運動をさせ、日中も外に出るようにしましょう。とはいえ、走り回ったり体を動かすことは、寝る2〜3時間前までにはやめて、リラックスさせることが理想的です。

- **栄養**：食事とおやつは、できるだけ自然に近いものにしましょう。添加物や砂糖の入っていない、健康的で加工されていない食品を中心に、規則正しく摂らせるようにします。新鮮な野菜や果物に含まれるビタミンA、D、Kやミネラル、鉄分を十分に摂取することも大切です。栄養に関するすばらしい文献もありますし、子どもを食事の準備に参加させ楽しませることも、子どもの食事に対する姿勢に大きな変化をもたらすでしょう[140,141,142]。

- **頭を使う**：日中は、テレビをみるような受動的な活動よりも、パズルや料理などの能動的な活動で子どもの脳に働きかけましょう。また、子どもに何か心配事がないかを確認し、その心配事について話したり、心配事を頭から取り出して“蓋つきのゴミ箱に入れる”イメージを持たせてあげるとよいでしょう。

140 Steven Lin, The Dental Diet: The Surprising Link Between Your Teeth, Real Food, and Life-Changing Natural Health (Carlsbad, CA: Hay House, Inc., 2018).

141 Max Lugavere, Genius Foods: Become Smarter Happier and More Productive while Protecting Your Brain for Life (Harper Collins, NY: 2018)

142 Bill and Claire Wurtzel, Funny Food: 365 Fun, Healthy, Silly Creative Breakfasts (Welcome Enterprises, NY: 2012)

ADHDの子どものためのルーティン

注意欠如・多動症(ADHD)の子どもにとって、睡眠の妨げを最小限に抑えるには、午後の早い時間から夕方にかけて、ゆっくりできる時間を設けることが重要です。これと並行して、不安に対処する戦略を立て、睡眠へのポジティブな関連づけを行い、よい睡眠習慣を身につけさせたいものです。

しかし、よい睡眠のルーティンがあっても、ADHDの子どもは、一日の出来事や活動から思考を切り離し、体を休めることができない場合があります。落ち着きのない状態からリラックスすることは、一般的な睡眠による健全な脳の回復活動とは異なります。子どもが興奮したり動揺したりした出来事は、寝る前の落ち着きに影響し、感情の自己調節に関する問題を悪化させることになります。もちろん、疲れ過ぎはすべてを悪化させます。これは紛らわしいのですが、一見元気そうな子どもでも、実は疲れにより落ち着きがなくなっているだけということもあります。

最近、ADHDの9歳の子を持つ両親に会ったのですが、その子は非常に落ち着きがなく、不安そうな様子でした。日中の学校行事をこなすことがとても難しいので、ホームスクールを始めたと両親は言っていました。すると、社会的な不安が解消され、その子の就寝時間が大幅に改善されました。ただし、今でも寝る時間は理想より遅めです。これはADHDの治療薬を服用していることも一因かもしれません。今では学校に行くために早く起きる必要がないので、正しい睡眠時間を確保するために、寝坊をさせることができるようになりました。これは子どもと両親にとって大きな成果です。

ADHDの子どもに有効な方法としては、睡眠を悪化させる可能性のある薬の服用時期を調整する、ご褒美を利用する、覚醒期間を考慮して就寝時間を調整する、などがあります。もし、すべてうまくいかなければ、医師から睡眠薬を処方されるかもしれませんし、感情や心理的な問題については、さらに専門家の助けが必要だと勧められるかもしれません。

新しいルーティンを定着させるために

寝る前、夜間、日中のルーティンの実践方法について説明してきました。あなたはおそらく、子どものためにさまざまな行動を起こそうとしていることでしょう。すでに述べたアドバイスの繰り返しになりますが、このとき「一度に変えるのはほんの少しにする」「かけひきをしない」「一貫性を保ち忍耐強く続ける」ことが大切です。

ここでは、新たなルーティンを定着させる方法について、さらにいくつかのアドバイスをします。新しいことを始めるのに親の助けが必要となる幼児には、とくに役立つ内容です。

- **始める前に説明する**：新しいことをいきなり始めるのは、幼い子どもにはあまりよいことではありません。何かを始めるときはまず説明をしますが、説明するときは、否定的なこと(してはいけないこと)ではなく、肯定的なこと(何をすべきか)に焦点を当てます。望ましい行動は、肯定的な枠組みで説明すると、より簡単に実践できるようになります。たとえば、「楽しく寝る」「超静かでいる」「超スピードで寝る(または“スーパースリーパー”になる)」といったフレーズを使うと、幼児に「騒いじゃいけない」と言うよりもずっと効果的です。子どもたちはこのアプローチに驚くほどよく反応し、スーパースリーパーであることをとても誇りに思うのです。

- **子どもに選択肢を与える**：幼児に寝る前に何をするかを選択させることで、寝る前のルーティンをより楽しいものにすることができます。たとえば、今夜は絵本がいいのか、それとも瞑想がいいのか。ルーティンの各ステップが描かれたルーティンカードを作ったり買ったりして、その中から子どもが毎晩どれをやるか選べるようにするとよいでしょう。

- **視覚的なサポートを用いる**：子どもは視覚にとても反応するので、寝る前のルーティンを視覚的に表し、それが完了するごとに星印をつけることを検討してみてください。また、朝や夜のルーティンの内容を表すルーティンカードを作り、各ステップが完了するたびに、子どもがそのカードを“ポスト”に入れるという方法もあります。とくに視覚的なサポートがあれば、子どもはルーティンをすぐに覚えますし、次にやることを教えてくれたり、ルーティンの一部が不要になったときに教えてくれたりします。また、朝や寝る前のルーティンを書き込むための“カンバンボード”を作ることもできます[143]。子ども用カンバンは、ベンソン氏とディマリア・バリー氏の考案によるもので、ディマリア氏による子ども用カンバンの本も近々出版される予定です。子どもたちには、寝る前のルーティンの各ステップを表す付せんを作るのを手伝ってもらい、ステップが終わったら付せんを「完了」欄に移動させます。付せんを触ったり、動かしたりすることで得られる感覚的な情報は、タスクが完了したときに得られる大きな達成感を子どもたちにもたらします。また、ビジュアルによってルーティンの記憶が強化され、毎晩の行動がより簡単になります。

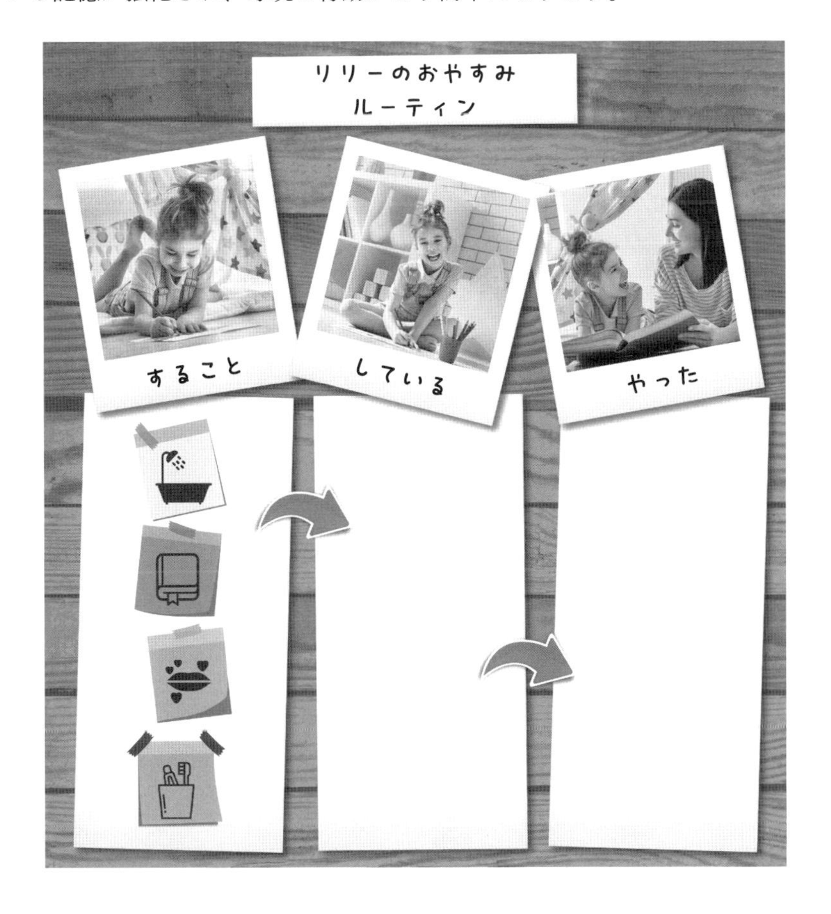

143 Jim Benson and Tonianne De Maria. Barry, Personal Kanban: Mapping Work, Navigating Life (Seattle, WA: Modus Cooperandi Press, 2011).

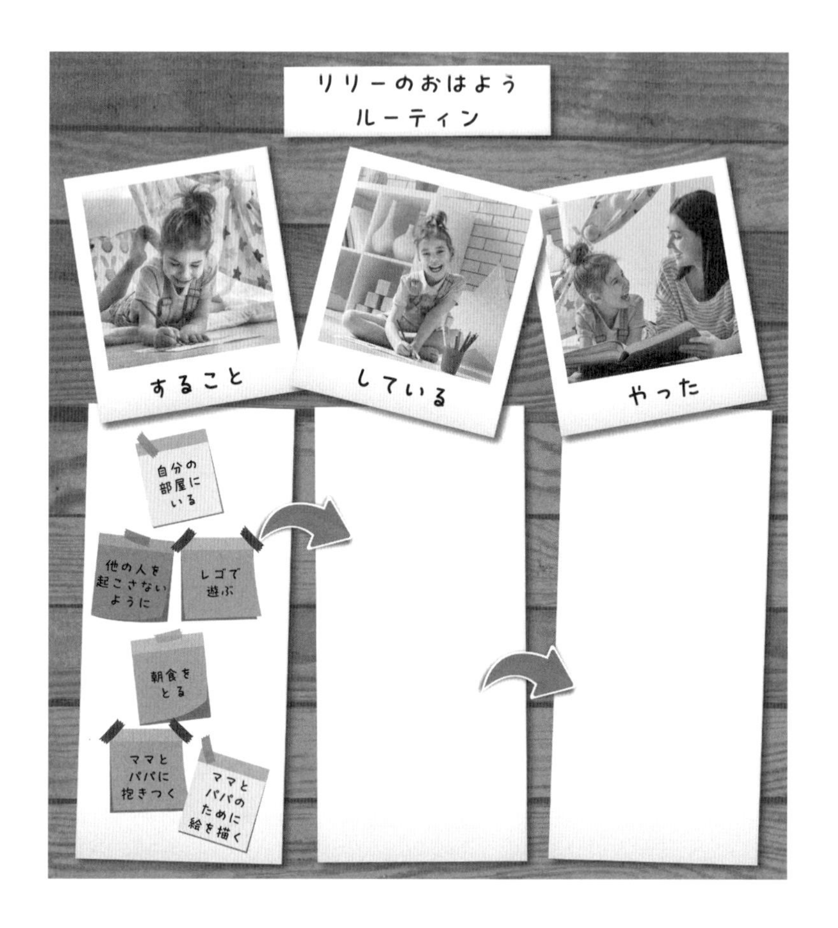

・**ご褒美を活用する**：多くの子どもにとって、努力に対する目にみえる小さなご褒美は効果的です。たとえばカードにスタンプを押したり、シールを貼ったり、風船を飛ばしたりなどです。また、すべてのステップを問題なくこなせたり、何日か続けてこなせた場合には、より大きなご褒美を与えることもできます。たとえば、「早く寝てカードにすべてシールが貼れたら、朝、部屋にサプライズがあるわよ」と、毎日小さなご褒美をあげることから始めてもいいでしょう。週の終わりのご褒美は、長期に及んで睡眠の問題を抱える子どもには本当に助けになります。とくに、カレンダーをみて日々前進していることが確認できれば、毎日の習慣づけと1週間の感覚を身につけることができます。また、「月曜から金曜まで毎晩カードにシールを貼れたら、土曜に映画をみに行こう」などと、特別な体験がモチベーションにつながる子もいます。チケットやシールも、多

くの子どもたちにとってご褒美として有効ですし、瓶に小銭を入れることも効果的です。また、お気に入りの帽子やコスチュームで一日中ドレスアップして楽しむ子もいます。毎日のルーティンがうまくいっているときに、週に一度のご褒美を与えることは、家庭のスタイルに合わせてさまざまな形で行うことができます。

ご褒美は、約束通りでなければ効果がないので、一貫性を持たせるようにしましょう。約束した行動が達成されれば、ご褒美が与えられます。達成できなかったとしても、驚くことはありません。中にはご褒美をあげたくないという親もいます。ご褒美があると、子どもがずっとご褒美を期待するようになり、何かするたびにご褒美を求めるような子になるのではないかと心配するからです。ですがこれは、ご褒美がすべてに対して使われている場合にのみ起こることです。ここで提案しているやり方は、ひとつの行動に対して、短期的にご褒美を活用するものです。もし、ご褒美が子どもの生活のあらゆる場面に使われているなら、それは専門家の介入が必要とされる危険信号です。

ほとんどの子どもは、お父さんやお母さんを喜ばせたいと願っています。自分の言動がどのような結果を招くかを理解しています。就寝時や夜間、朝のルーティンを助けるために、変化にうまく対処できたり言いつけを守れたときは、ちょっとしたご褒美を与えましょう。それが習慣を変える大きな助けとなります。といっても、多くの子どもにとって、お父さんとお母さんの笑顔をみたり、喜んで抱きしめてもらったりすることが十分なご褒美となるのです。

最後に、成長を記録し、達成したことを祝いましょう。壁にカレンダーを貼って、子どもが自分の成長を確認できるようにするとよいでしょう。ただし、成功はすぐに得られるものではないことを心に留めておいてください。習慣を変え、新しい習慣を作るには時間がかかります。少なくとも2週間、まるで接着剤のように粘り強く取り組めば、ほとんどの子どもは本当によく落ち着くものです。

しかし、それでもあなたが新しい習慣を定着させることが難しいと感じているのなら、もうひとつ提案があります。

第三者の魔法

古い習慣をなくし、新しい習慣を身につけたいと願う子どもたちと、その家族への支援を何十年と続けてきて、気づいたことがあります。それは、多くの家族がいくつかの問題に直面しているということです。私がよく目にするものは、子どもの抵抗、親の矛盾、そして対立です。その結果、行動が変わるのではなく、試みが失敗するパターン、つまり「失敗の連鎖」に陥ってしまうのです。これは、子どもには親のスイッチを切るような不思議な能力があり、親が一貫した行動をできないようなことをしてくるため、それにより行動を変えることが非常に難しくなっているのです。また、根気よく続けることも難しく、現実は要求の連続です。親が新しいアプローチを試みても、手間がかかったり、すぐにはうまくいかなかったりするため、あきらめてしまうケースもよくみてきました。その結果、失敗がパターンとして定着してしまい、なかなか抜け出せなくなります。そして神経をすり減らし、ときには人間関係を壊し、行動を変えられず、最悪の場合は希望を持てなくなるのです。

長年にわたり、指しゃぶりなどの習慣を改める手助けをしてきた結果、成功のカギは、子どもが親ではなく私(第三者)に対して約束を守ることだと気づきました。これには親も同意見です。私の用いた手法は、子どものやる気を維持し、軌道に乗せるためのポジティブな方法で、達成できればご褒美を与えます。ルールは「曲げない」、そして、「しっかり、優しく」がモットーです。そして私は、指しゃぶりをやめさせるのに用いたのと同じ手法を、睡眠の問題にも適用するようにしました。こうして生まれたのが“第三者の魔法”であり、現在も私のクリニックでうまく機能しています。子どもたちは、私が決めたルールを喜んで守り、もし失敗してもすぐに軌道修正できるのです。

第三者の魔法は本当によく効きます。しかし、いつも私が一緒にいなくてもより多くの子どもたちを助けられるように、この第三者の魔法を家庭でも使えるようにしました。さまざまなキャラクターを開発し、私が直接関与しなくても約束を守れるようにしたのです。そのひとつが、「グラニー・トゥインクル」というおばあさんのキャラクターです。トゥインクルおばあさんは、両親がモンスターを「部屋から追い出す」のを手伝ってくれますし、他にもさまざまなことを手伝ってくれます。たとえば、次ページの写真にあるようなオーダーメイドのルーティン

あなたにできること

カードでは、トゥインクルおばあさんがルーティンの指示役になることがあります。子どもにカードをみせて、「おばあさんが歯みがきの時間だと言ってるよ」「騒がずに歯をみがけたらマスにひとつ、ピカピカにみがけたらマスに2つチェックを入れてもいいと言ってるよ」「お話かミニヨガのどちらを選んでもいいと言っているよ」「テディが朝まで寝られるように、銀の魔法のスプレーを使っていいと言ってくれてるよ」などなど、可能性は無限大です。このクリエイティブな世界は、子どもたちにとってとても楽しいものです。

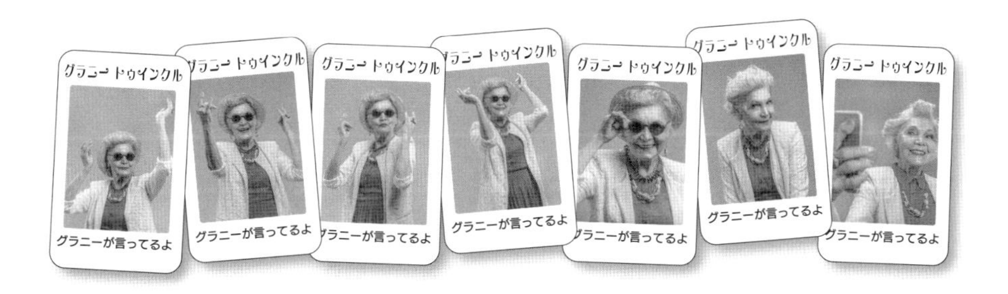

トゥインクルおばあさんのようなキャラクターは、新しい健康的なパターンを確立するために、第三者の魔法の効果を十分に発揮する手段になるかもしれません。しかし、それで十分でない場合は、実在する第三者の力を借りて、こうした不適切な習慣を断ち切る必要があります。就寝時間が戦場のように悲惨な状態になっている場合、子どもとの日中の生活にも、同様のことがあるかもしれません。そんなときこそ、第三者が介入することで、親子間の対立を和らげることができ、新しい習慣やルーティンを定着させることができるのです(とはいえ、とくにみんなが疲れているときは、ストレスが高まる可能性があります)。日常生活における戦いを解決することで、睡眠の問題も解決することができるのです。家庭によっては、友人や両親以外の家族がこのような場を和ませる役割を果たすことができるかもしれません。第三者の魔法は、架空のキャラクターだけでなく、「現実の人物」でも有効です。

環境を変えることが、習慣を断ち切るための最良の方法であることもあります。お父さんとお母さんが小旅行に出かけている間、おじさん、おばさん、祖父母に来てもらい、数日間子どもを寝かしつけてもらうとか、親戚の家に数日間お泊りに行かせるとか、いろいろ試してみてください。そうした第三者が正しいルーティンを理解しており、子どもがいつもやっている就寝前の甘えや、睡眠の乱れにつながる問題行動をしない限り、この方法はすばらしい効果を発揮することができます。家の外で新しいルーティンが確立されたら、次のステップは、家に戻って新しいルーティンを強化することです。新しいルーティンを身につけるために、おばさんに来てもらい、2泊3日で手伝ってもらうのもよいでしょう。親としてルーティンを守る番が回ってきたら、それを忠実に守らないとうまくいかないことを忘れないでください。

ただし、なかなか寝ようとしないことが原因で家族間の対立やストレスが高まり、さらに周りに適切なサポーターがみつからない場合は、心理学の専門家や睡眠の専門家を利用するとよいでしょう(適切な専門家の探し方は、第6章で詳しく説明します)。

この章で説明したように、子どもの身体的・情緒的環境の改善や、寝る前・夜間・朝・日中のルーティンの確立に取り組めば、子どもの睡眠は計りしれないほど改善され、あなた自身の睡眠も改善されるはずです。

しかし、ここまでやってもまだ何か問題があるようなら、もっと深く考えてみる必要があります。その場合、お子さんの睡眠の問題の原因は、行動的なものではなく、身体的なものである可能性があります。次は、その点についてみていきましょう。ライフセーバーが子どもに力強い泳ぎ方を教えるように、あなたが子どもの気道のライフセーバーになることで、最適な呼吸とより質の高い睡眠が得られるようになります。

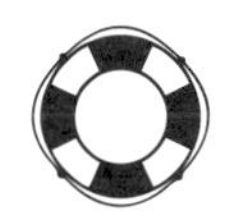

第5章

健康な気道の作り方、「筋肉」へのアプローチ

健全な睡眠には健全な気道が必要です。完璧な環境を整え、教科書通りのルーティンを送ることができても、呼吸がうまくできなければ、子どもの睡眠の質は低下してしまいます。

多くの人は、自らの身体的特徴は生まれつきのものだと考えています。気道の状態、そして子どもの気道の健康は、単純にそういうものだと思っているのです。しかし、気道の健康は遺伝によるものだけでしょうか？

実は、子どもの気道の形態や発達には、遺伝以外の要因が思っている以上に大きな影響力を持っているのです。これは私たちにも大きな責任があると同時に、健全な呼吸を妨げ、睡眠の質を下げる要因となっている厄介な身体的問題を改善できる可能性があることを意味し、大きな安心感を与えてくれます。

口、顔、のどの筋肉の発達が悪かったり、悪い癖がついたりすると、子どもは睡眠呼吸障害(SDB)を起こすことがあります。吸う、飲み込む、呼吸、咀嚼に使う筋肉(とくに幼少期の筋肉の使い方や発達)は、睡眠中の呼吸、ひいては睡眠の質に大きな影響を与えます[144]。同様に、顔やあごの構造や形態も睡眠中の呼吸や睡眠の質に影響を与えます。私たちのあごは、筋肉の機能によって正しく成長し、発達していきます。このため、幼いうちから筋肉の正しい使い方を学ばせることが重要です[145]。間違った筋肉の使い方をしている場合、しっかり改善しないと、睡眠呼吸障害が生涯にわたって持続したり、再発することがあります。

144 Guilleminault and Huang, 'From Oral Facial Dysfunction to Dysmorphism and the Onset Of Pediatric OSA'.

145 Christian Guilleminault, 'A Case for Myofunctional Therapy as a Standard of Care for Pediatric OSA', in The 2nd AAMS Congress (Chicago, 2017).

子どもの
上気道の発達に

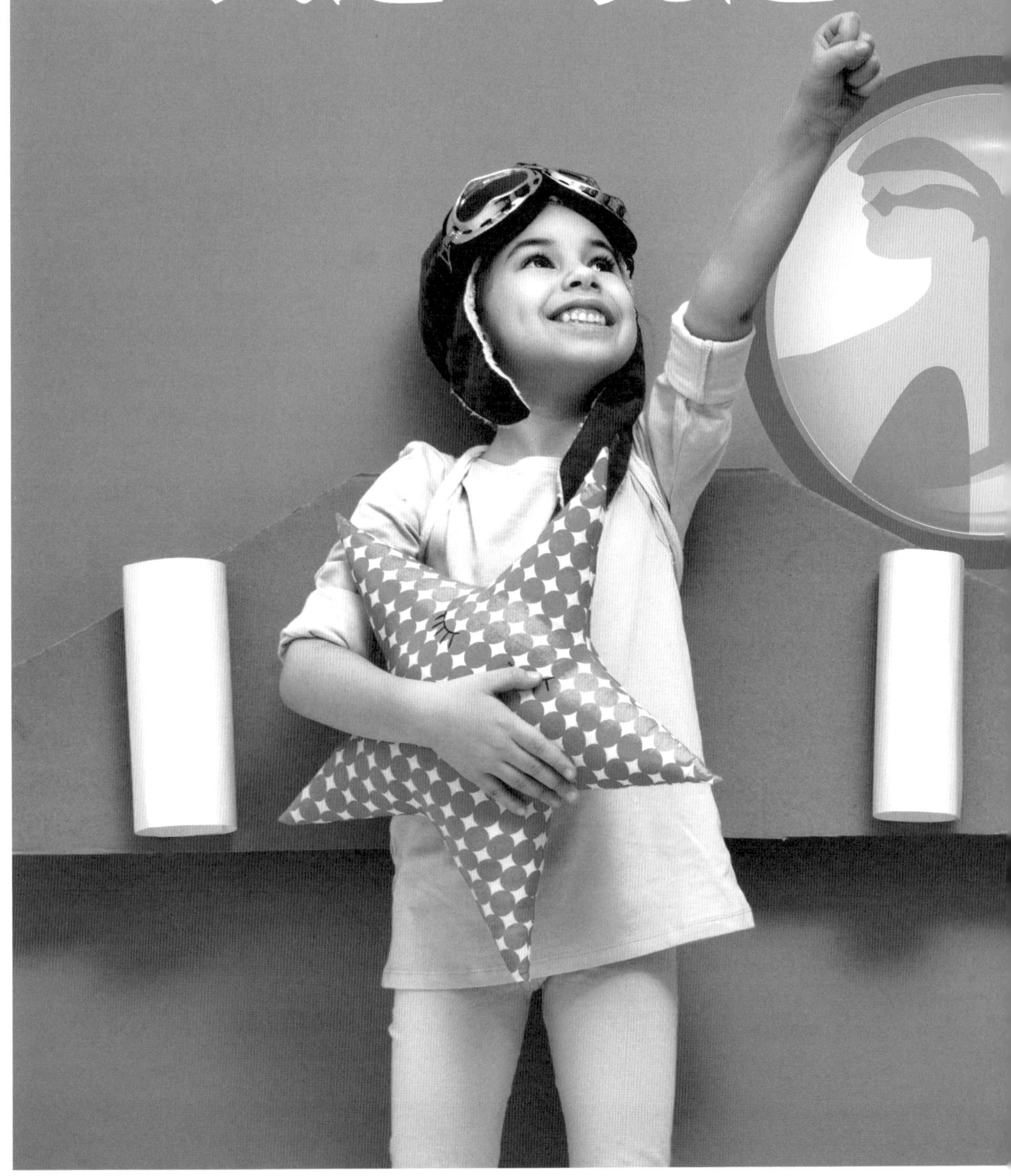

影響を与える要因

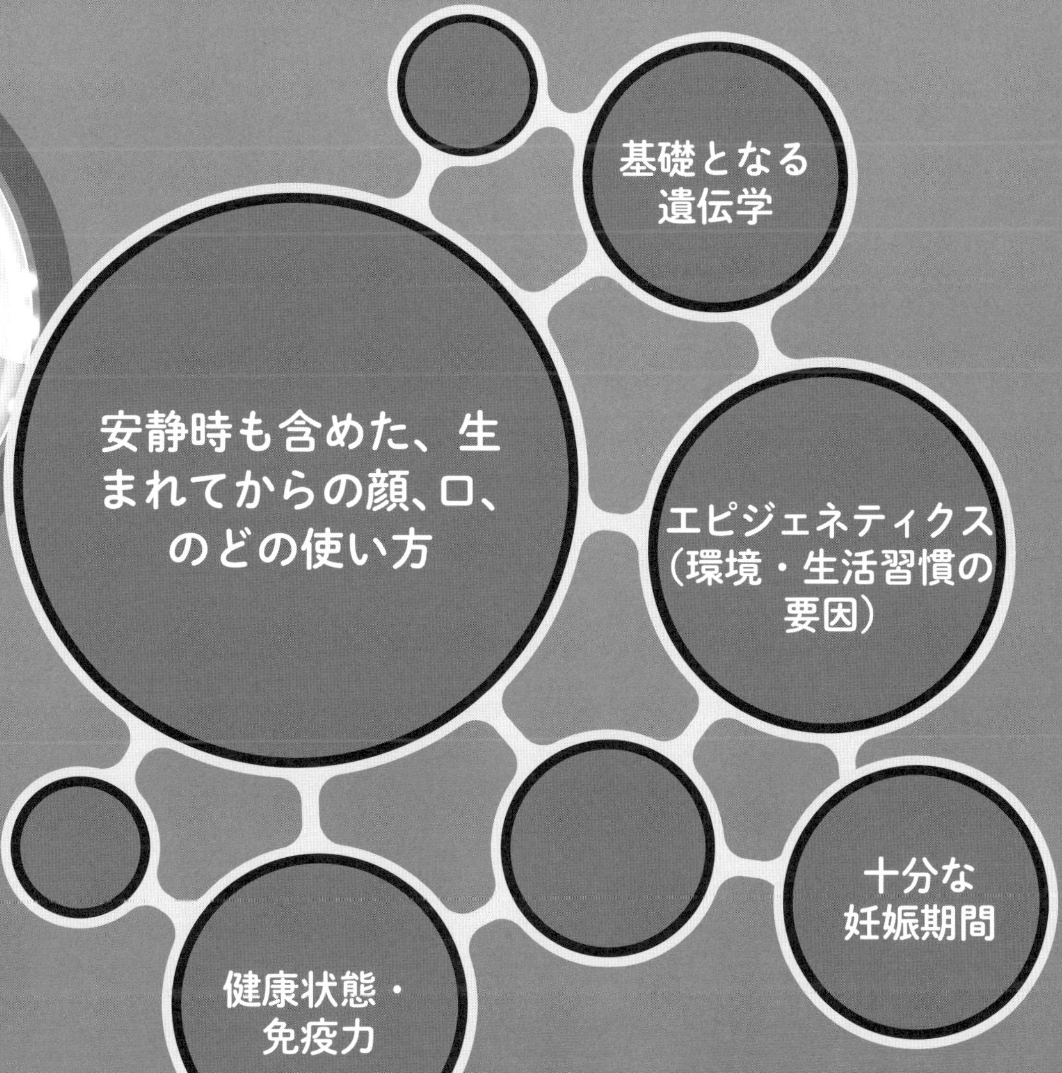

安静時も含めた、生まれてからの顔、口、のどの使い方

基礎となる遺伝学

エピジェネティクス（環境・生活習慣の要因）

十分な妊娠期間

健康状態・免疫力

口腔筋機能療法が果たす役割

そこで登場するのが、口腔筋機能療法です。これはどういうものなのでしょうか？

筋機能とは、私たちが毎日行っている、呼吸する、食べる、飲むといった、体を維持するために必要なことそのものです。私たちは、噛んでいるときに舌や唇がどのような動きをしているか、どのように呼吸をしているかを意識することはほとんどありません。私たちは喜びを得るため、空腹を満たすために食事をし、生きるために呼吸をする。ただそれだけのために行っていると思うかもしれません。しかし、健全な機能を積極的に獲得するためには、意識することが大事です。悪い習慣は知らないうちに簡単に身についてしまいます。もし、間違った習慣(健康な機能を妨げるような習慣)が身についてしまっていたら、どうすればよいのでしょうか？　それは、「筋肉」に積極的にアプローチすることです。

口腔筋機能療法は、呼吸したり、吸ったり、表情を作ったり、食べたり飲んだりを正しく行うために、お口や顔面の筋肉の機能を育てる、または取り戻すために用いられる治療法です。また、筋肉にとって理想的な「安静位」、つまり何もしていないときに筋肉があるべき場所を明確にします。できるだけ早い段階で正しい筋肉の習慣を確立することが、気道の健康と睡眠の質に大きな違いをもたらすのです。なぜかというと、適切な筋肉の機能が、気道の基礎構造である骨の成長、とくにあごの成長に影響を与えるからです。

筋肉の健康を促進するためには、舌、唇、頬、あご、のどのエクササイズや、頭や首の正しい位置を確認することから始めるのが一般的です。この筋肉の再教育は、呼吸や食事といった生命維持に不可欠な日常生活での筋肉の使い方を最適化することにつながり、気道の開き具合だけでなく、会話や発声など上気道(鼻からのどまでの部分)の他の機能にも影響を与えます。つまり、上気道ではさまざまなことが起こっているのです。これらの筋肉の機能を最適化することで、健全な骨の成長を促進し、気道が小さくなったり狭くなったりする医学的問題や、気道の筋肉が弱くなったり機能が悪くなったりすることによって起こる影響を最小限にすることができます。生涯にわたる上気道の健康は、私たちの身体的、精神的、情緒的、社会的能力にとって不可欠なものです。

筋機能評価では、顔、口、のどを「みた目」「所見」「働き」の3つの観点から検査します。これによって、それぞれの構造の大きさや形状、日常生活においてどのように機能しているか、安静時に筋肉がどこにあるかなどの問題を正確に割り出します。また、日中と夜間の両方で検討します。

口、顔、のどの筋機能障害を診断するために調べる内容は以下の通りです。

・安静時の筋肉の位置
・筋肉の運動パターン：呼吸、咀嚼、飲み込み、発声
・口腔習癖

そして、これらの機能に影響を与える、または関連する要因を調べていきます。

・顔面および上気道の大きさ、形状、構造
・顔面と上気道の軟組織の健康状態
・医学的、歯学的、歯列矯正に関する問題点
・成長初期の発達に影響を与える、あらゆる課題

機能的な問題があると診断された場合、それはお口や顔面の筋機能障害だと考えられます。これは、顔の前面から声帯または喉頭まで、上気道のあらゆる部分の機能不全を指し、顔の骨格の形状や大きさの不一致と関連して発生するもの、または存在するものをいいます。たとえば上あごが非常に狭い場合、理想的な位置に舌を置くのが難しいことがあります。指しゃぶりの習慣などによって上あごの形が歪んでいる場合、上あごや歯の形に影響を受けて舌の安静位が変化し、前方にずれることがあります。

“口腔筋機能”

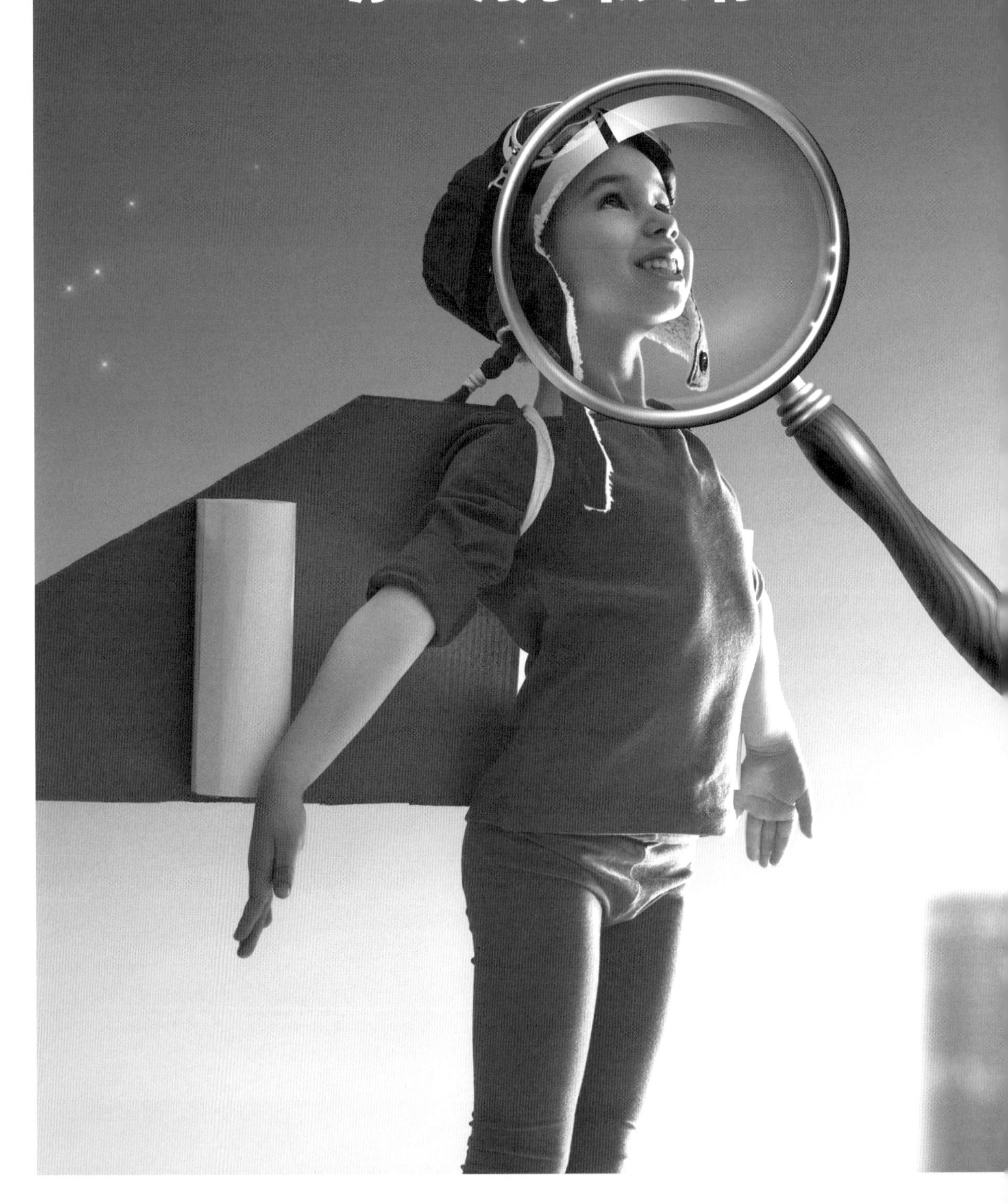

とは何か？

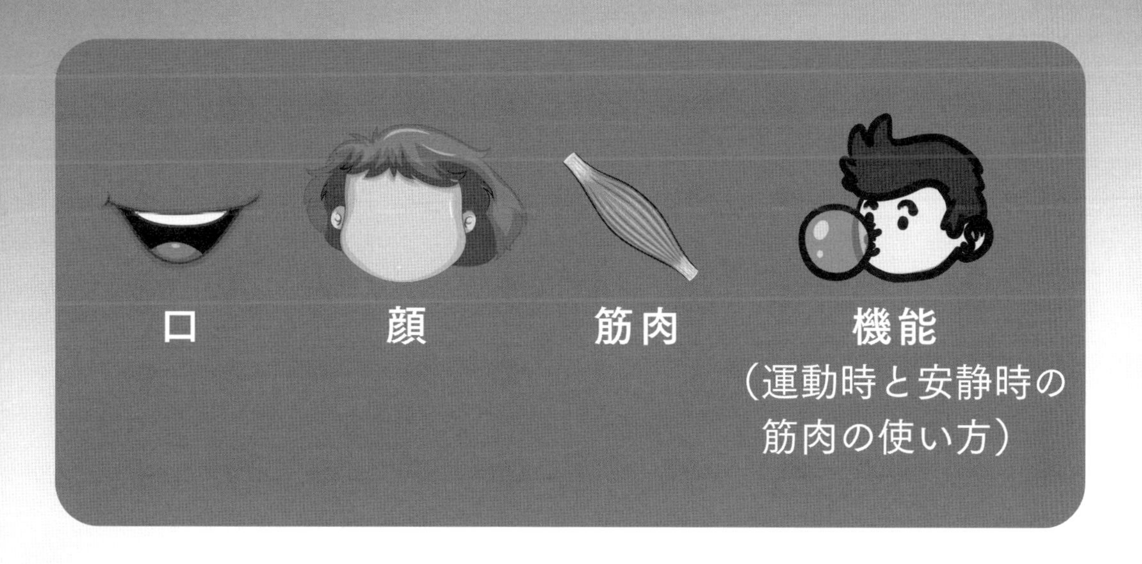

複数の研究により、口腔筋機能療法が閉塞性睡眠時無呼吸（OSA）やSDBの重症度を下げることが証明されており[146~152]、また成人のいびきを軽減し、持続陽圧呼吸療法（CPAP）治療の効果を高めることも示されています[153,154]。マリア・ピア・ヴィラ博士らは、口とのどの奥に対するエクササイズは舌の位置を正し、SDBの症状や口呼吸を減少させるとともに、呼吸における酸素飽和度の向上に有効だとする論文を2017年に発表しています[155]。

口腔筋機能療法は誰が担うのか

筋機能へのアプローチは、言語聴覚士や歯科衛生士などの既存の医療専門職の中でもさらに専門性の高い新しい医療分野です。重要なことは、口腔筋機能療法は完全に確立された学問分野ではなく、新興の分野であり、医療として実践できる範囲や、その役割を明確にするためには、さらなる研究が必要ということです[156]。

146 Macario Camacho, Victor Certal, Jose Abdullatif, Soroush Zaghi, Chad M. Ruoff, Robson Capasso and Clete A. Kushida, 'Myofunctional Therapy to Treat Obstructive Sleep Apnea: A Systematic Review and Meta-analysis', Sleep 38, no. 5 (2015), https://doi.org/10.5665/sleep.4652.

147 Camila De Castro Corrêa and Giédre Berretin-Felix, 'Terapia miofuncional orofacial aplicada à Síndrome do aumento da resistência das vias aéreas superiores: caso clínico', CoDAS 27, no. 6 (2015), https://doi.org/10.1590/2317-1782/20152014228.

148 Nicole Archambault Besson, 'The Tongue Was Involved, but What Was the Trouble?' ASHA Leader 20, no. 9 (2015), https://doi.org/10.1044/leader.cp.20092015.np.

149 Kátia C. Guimarães, Luciano F. Drager, Pedro R. Genta, Bianca F. Marcondes and Geraldo Lorenzi-Filh, 'Effects of Oropharyngeal Exercises on Patients with Moderate Obstructive Sleep Apnea Syndrome', American Journal of Respiratory and Critical Care Medicine 179, no. 10 (2009), https://doi.org/10.1164/rccm.200806-981oc.

150 Giovana Diaferia, Luciana Badke, Rogerio Santos-Silva, Silvana Bommarito, Sergio Tufik and Lia Bittencourt, 'Effect of Speech Therapy as Adjunct Treatment to Continuous Positive Airway Pressure on the Quality of Life of Patients with Obstructive Sleep Apnea', Sleep Medicine 14, no. 7 (2013), https://doi.org/10.1016/j.sleep.2013.03.016.

151 C. Guilleminault, Y. S. Huang, P. J. Monteyrol, R. Sato, S. Quo and C.H. Lin, 'Critical Role of Myofascial Reeducation in Pediatric Sleep-Disordered Breathing', Sleep Medicine 14, no. 6 (2013), https://doi.org/10.1016/j.sleep.2013.01.013.

152 Huang and Guilleminault, 'Pediatric Obstructive Sleep Apnea and the Critical Role of Oral-Facial Growth: Evidences'.

153 Macario Camacho, Christian Guilleminault, Justin M. Wei, Sungjin A. Song, Michael W. Noller, Lauren K. Reckley, Camilo Fernandez-Salvador and Soroush Zaghi, 'Oropharyngeal and Tongue Exercises (Myofunctional Therapy) for Snoring: A Systematic Review and Meta-Analysis', European Archives of Oto-Rhino-Laryngology, 2017, https://doi.org/10.1007/s00405-017-4848-5.

154 Diaferia et al., 'Effect of Speech Therapy as Adjunct Treatment to Continuous Positive Airway Pressure'.

155 Maria Pia Villa, Melania Evangelisti, Susy Martella, Mario Barreto and Marco Del Pozzo, 'Can Myofunctional Therapy Increase Tongue Tone and Reduce Symptoms in Children with Sleep-Disordered Breathing?' Sleep and Breathing 21, no. 4 (2017), https://doi.org/10.1007/s11325-017-1489-2.

156 Fabiane Kayamori and Esther Mandelbaum Gonçalves Bianchini, 'Effects of Orofacial Myofunctional Therapy on the Symptoms and Physiological Parameters of Sleep Breathing Disorders in Adults: A Systematic Review', Revista CEFAC 19, no. 6 (2017), https://doi.org/10.1590/1982-0216201719613317.

多くの医療従事者や、本当にこの治療が必要な親子には、まだほとんど知られていない分野なのです。

その効果は世界的に認められ始めていますが、多くの医療従事者や、本当にこの治療が必要な親子には、まだほとんど知られていない分野なのです。私がこの本を書いた理由のひとつは、眠れない子どもと親にとって、口腔筋機能療法がどれほど有益であるかを知ってもらうことです！

口腔筋機能療法は、いざというときに医療処置の代わりになるものではありませんが、医科や歯科の治療と並行して、お口の健康を強化、リハビリテーション、維持するために用いるには最適な治療法です[157-159]。

口腔筋機能療法と睡眠関連疾患

上気道に異常が生じて睡眠に影響を及ぼす場合、内科や歯科の診断が重要です。しかし、多くの子どもたちは気づかれることなく過ごし、作業療法士、理学療法士、臨床心理士、言語聴覚士、筋機能療法士など、その他の医療従事者によって初めて発見されることがあります。乳幼児を含むすべての年齢の子どもたちをみる医療従事者は、筋機能的な危険信号(とくに注意すべき状態)や上気道の問題に対して注意を促すのにもっとも重要な立場にあります[160]。すべての医療従事者は、このような危険信号を認識する倫理的責任を負っていると言えるでしょう。

世界的に口腔筋機能療法の認知度は高まっており、気道に関係する睡眠関連疾患の補助的な治療法として、睡眠専門医が口腔筋機能療法を推奨する動きが活発

157 Yasuyo Sugawara, Yoshihito Ishihara, Teruko Takano-Yamamoto, Takashi Yamashiro and Hiroshi Kamioka, 'Orthodontic Treatment of a Patient with Unilateral Orofacial Muscle Dysfunction: The Efficacy of Myofunctional Therapy on the Treatment Outcome', American Journal of Orthodontics and Dentofacial Orthopedics 150, no. 1 (2016), https://doi.org10.1016/j.ajodo.2015.08.021.

158 S. Saccomanno, G. Antonini, L. D'Alatri, M. D'Angelantonio, A. Fiorita and R. Deli, 'Causal Relationship Between Malocclusion and Oral Muscles Dysfunction: A Model of Approach', Eur J Paediatr Dent 13, no. 4 (2012): 321–23.

159 Joann Smithpeter and David Covell, 'Relapse of Anterior Open Bites Treated with Orthodontic Appliances with and without Orofacial Myofunctional Therapy', American Journal of Orthodontics and Dentofacial Orthopedics 137, no. 5 (2010), https://doi.org/10.1016/j.ajodo.2008.07.016.

160 Moore, 'Sleep Disorders are in Your Face'.

化しています。ブラジル睡眠学会は、気道閉塞をともなう睡眠関連疾患の標準医療として口腔筋機能療法を採用した初の医療学会であり、ブラジルでは2018年に23名の言語聴覚士が睡眠関連疾患に携わる資格を取得し、その数は増え続けています。

フランスの睡眠学会は、口腔筋機能療法を小児OSAの補助的な標準治療として発表しました。また、アジア小児呼吸器学会も小児睡眠時無呼吸の標準治療として口腔筋機能療法を採用しています[161]。アメリカ矯正歯科学会も、健康な歯と噛み合わせを育成・維持するうえで口腔筋機能療法が果たす役割を認めています。さらに、アメリカ小児科学会は、すべての臨床医がSDBのスクリーニングを行うべきという重要な基本指針を発表しました。

アメリカ小児科学会は、すべての臨床医がSDBのスクリーニングを行うべきという重要な基本指針を発表しました。

2017年にプラハで開催された世界睡眠学会学術大会での発表で、スタンレー・リウ博士は「口腔筋機能療法は睡眠外科手術におけるミッシングリンクである。手術はOSAの重症度を下げることができますが、必ず再発します。睡眠手術のどの段階においても口腔筋機能療法が必要なのです」と述べています[162]。

睡眠時無呼吸の兆候を早期に発見したかた、または悪化したり習慣化する前に予防したいかたは、ぜひ口腔筋機能療法を活用してみてください。

口腔筋機能療法で睡眠をよくする

私のクリニックでは、マイオ・オプティマイズとマイオ・コレクトという2つの治療法を開発し、推奨しています。この章では、子どもの気道の健康をよりよくするために、自分自身、あるいは施術者と一緒にできるマイオ・オプティマイ

161 'The Asian Paediatric Pulmonology Society (APPS) Position Statement on Childhood Obstructive Sleep Apnea Syndrome', Erratum 1, no. 3 (2017): 69, https://doi.org/10.4103/WKMP-0132.216541.

162 Stanley Liu, 'From Reconstruction to Re-Education: The Evolution of a Sleep Surgery Protocol with DOME, MMA, Hypoglossal Nerve Stimulation, and Myofunctional Therapy', AAMS Workshop, pre World Sleep Society Conference (Prague, 2017).

ズのアプローチについて紹介します。筋機能障害の評価、診断、治療に重点を置いたマイオ・コレクトについては、本章の後半で取り上げます。

> 口腔筋機能療法は、睡眠呼吸障害になってしまう前、あるいはその芽を摘むためのものとして、すべての子どもたちに効果を発揮します。

マイオ・オプティマイズは、生まれたときから(あるいはお腹の中にいるときから)筋肉を最適化させ、顔、口、のどのすべてをできるだけ早い段階から最高の状態で発達させるためのものです。口腔筋機能療法は、睡眠呼吸障害になってしまう前、あるいはその芽を摘むためのものとして、すべての子どもたちに効果を発揮します。これは、現代における健康問題のひとつを解決するための積極的なアプローチなのです。一般的に、赤ちゃんが生まれてからすぐ、筋肉を使うことを教えたり促したりすることができます。理想的には、子どもが6歳になるまで(最初の永久歯が生える前、学校に行き始める前)にマイオ・オプティマイズを行うのがよいでしょう。これは悪い習慣を改善するものではなく、成長と変化に対する幼い子どもの並外れた適応能力を活かし、よい習慣を身につけるために行うものです。よい筋機能は、よい骨の成長を促します。早ければ早いほどよく、悪い習慣を改善するよりもよい習慣を身につけるほうが簡単ですが、変化は何歳になっても起こることなので、始めるのに遅すぎるということはありません。マイオ・オプティマイズは、改善と予防のアプローチをひとつにまとめたものです。

実際にこれらの方法を始める前に、まずお子さんがどのプログラムに適しているかを確認するための個別評価を行うとよいでしょう。それから、子どもの人生のできるだけ早い時期に最適な機能を実現するための、それぞれのニーズに合わせたプログラムを作成できます。

この章では、口腔筋機能療法の基本的な考え方をお伝えし、お子さんの気道の健康をサポートし、最適化するための準備を始めていきます。正式な口腔筋機能療法を行わなくても、マイオ・オプティマイズのアプローチを読むだけで多くのことを学び、応用できるようになるでしょう。

子どもの年齢に関係なく赤ちゃんから小学生まで、さらにこれから子どもを授かる予定のかたも、この情報はライフセーバーとしての役割を果たすうえで参考になるはずです。子どもの気道の健康を大きく左右することになるかもしれません。就学前の子どもで筋機能の低下が疑われたとしても、絶望しないでください。遅すぎるということはありませんから。10代になると筋機能の問題は複雑になっている傾向がありますが、同じ原則が当てはまります。口腔筋機能療法は生涯を通じて取り組むことができ、自分自身の気道の問題や癖を発見しエクササイズを行うことで、より効果が発揮されることでしょう。実際、私のクリニックでは、家族全員で取り組むことをつねに推奨していますし、それが理想的です。

とくに家族全員が参加することで、こうしたアクティビティがとても楽しいものになっていることに、私はいつも驚かされます。私のクリニックの年齢別のプログラムには、年齢層に合ったやる気を起こさせるゲームやご褒美が含まれています。多くの親は、プログラムを家庭環境に合わせることがとても上手です。大切なことは、楽しみながら日常生活にアクティビティを取り入れることです。

> 大切なことは、楽しみながら日常生活にアクティビティを取り入れることです。

そうすれば、クリニックに行かなくても最適化されたプログラムを実施することができます。最終的な目標を認識し、自分が実践していることが目標達成に役立っているかどうかを確認しながら行うことが重要です。しかし、病院で診断がつくような問題がある場合には、集中的なマイオ・コレクトプログラム(第6章参照)を行ったほうがよいでしょう。

マイオ・オプティマイズ：子どもの気道をよくするために、生まれた日からできること

マイオ・オプティマイズは、幼い子どもに正しい筋肉の使い方を獲得させるために考案されたアプローチです。上気道の筋機能的な健康をみるときに私たちは、

下に示す段階ごとにおける理想の状態を念頭に置き、生まれたときからどのように発達しているかを考えます。

1. お腹の中にいるとき
2. 母乳育児のとき
3. 鼻呼吸をしているとき
4. 離乳食に移行するとき
5. 言語習得をするとき
6. 気道を成長させるお口遊びをしているとき
7. 筋肉を使っていないとき

物事を始めるうえで、最初から取り組むのであれば、正しく進めることは意外と簡単かもしれません。しかし、つねにうまくいくとは限りません。最適な発達のために何が必要で、何が妨げになるのか、そして、子どもの上気道の健康を確保するために何ができるのか、これらを段階ごとにひとつずつ取り上げていきます。

信じられないかもしれませんが、健康的な睡眠の習得は赤ちゃんがまだお母さんのお腹の中にいるときから始まっているのです。

お腹の中にいるとき

信じられないかもしれませんが、健康的な睡眠の習得は赤ちゃんはまだお母さんのお腹の中にいるときから始まっているのです。赤ちゃんは子宮の中で吸ったり飲み込んだりするための筋肉の使い方を学び、ごく初期の段階でよい睡眠に不可欠なあごと上気道の発達が始まります[163]。

どのように発達していくのでしょうか？

妊娠20週目までに初期胚の口にあたる部分が成長し、舌とお口が発達します。

163 Guilleminault and Huang, ‘From Oral Facial Dysfunction to Dysmorphism and the Onset Of Pediatric OSA’.

20週目以降に舌の成長や脳幹からの制御が発達し、妊娠27週目頃から活発に吸ったり飲み込んだりするようになります。出産までの残りの3ヵ月間、お腹の中で吸ったり飲み込んだりすることで、赤ちゃんは誕生時にそれができるように準備をするのです。また、上あごを広げ、下あごの成長を促す効果もあります。

お腹の中では実際に呼吸はしていませんが、妊娠9週目頃になると赤ちゃんは呼吸に似た動きをするようになります。肺の発達は妊娠初期から始まりますが、完成するのは妊娠27週目以降です。この時期に肺胞という小さな肺の袋が発達し、酸素で満たされるようになると、赤ちゃんは誕生時に初めて本当の呼吸ができるようになります。それ以降は舌を上あごにくっつけて鼻呼吸をすることで、上あごの成長を促します。赤ちゃんの小さな口の中では舌がお口の中を満たしており、上あごがきれいな幅のある形をしていれば、舌は上あごにぴったりとついています。舌が上あごについていることで、上あごの広い平らな形状を維持することができるのです。

妊娠中に母親がSDBやその他の健康問題を起こすと、お腹の中での筋機能発達に支障をきたすことがあります[164]。喫煙が低酸素症を引き起こすことや、妊娠中の喫煙が発育中の赤ちゃんの貴重な酸素を奪い、低体重出生やその他の問題を引き起こすことは誰もが知っていることでしょう。意外に思われるかもしれませんが、あなた自身の睡眠時の呼吸の問題が、あなたと赤ちゃんへの酸素供給を損なってしまい、妊娠中の赤ちゃんにも影響を与えることがあるのです[165]。

SDB、いびき、OSAが妊婦と赤ちゃんの妊娠高血圧腎症、妊娠糖尿病、その他の合併症のリスクを高め、早産につながることを示すデータが増えてきています[166]。妊娠が進むにつれて既存のSDBが悪化し、体重が増加すると鼻づまりが起こりやすくなり、高血圧のリスクも高まります[167]。高血圧の妊婦はOSAのリスク

164 Anilawan Smitthimedhin, Matthew Whitehead, Mahya Bigdeli, Nino Gustavo, Perez Geovanny and Otero Hansel, 'MRI Determination of Volumes for the Upper Airway and Pharyngeal Lymphoid Tissue in Preterm and Term Infants', Clinical Imaging 50 (2018), https://doi.org/10.1016/j.clinimag.2017.12.010.

165 L. M. Obrien, A. S Bullough, M. C Chames, A. V Shelgikar, R. Armitage, C. Guilleminualt, C. E. Sullivan, T. Johnson, and R. D. Chervin, 'Hypertension, Snoring, and Obstructive Sleep Apnoea During Pregnancy: A Cohort Study', BJOG: An International Journal of Obstetrics & Gynaecology 121, no. 13 (2014), https://doi.org/10.1111/1471-0528.12885.

166 Bilgay Izci-Balserak and Grace W. Pien, 'Sleep-Disordered Breathing and Pregnancy: Potential Mechanisms and Evidence for Maternal and Fetal Morbidity', Current Opinion in Pulmonary Medicine 16, no. 6 (2010), https://doi.org/10.1097/mcp.0b013e32833f0d55.

167 Amy Corderoy, 'Late-Pregnancy Snoring Risk To Baby: Study', Sydney Morning Herald, October 27, 2011, http://www.smh.com.au/national/health/latepregnancy-snoring-risk-to-baby-study-20111026-1mk9q.html.

も高く、高血圧をさらに促進する可能性があるのです[168]。高血圧の原因となる睡眠関連疾患によって母親の健康に影響が出ると、胎動が鈍くなることへの懸念から人工早産につながり、赤ちゃんは母乳をうまく飲むことができないくらい未熟な状態で生まれてくることもあります。

早産児は、妊娠27週目以降に行う吸ったり飲み込んだりする訓練ができないため、力が弱く、さまざまな筋肉を協調させて哺乳することができない場合があります。このため、母乳育児ができないと、赤ちゃんは吸ったり飲み込んだりする訓練やあごの発達がさらに遅れることになります。また、38週以前に生まれた赤ちゃんは肺が未熟なため、さらに悪化する可能性があります。吸ったり飲み込んだりする訓練ができないと、吸う力が弱くなり協調性が損なわれ、最終的には呼吸や母乳育児、哺乳瓶での授乳にも支障をきたすことになりかねません。また、骨の成長に必要な筋刺激を受けられないため、顔や口周りの骨の初期発達のスタートがうまく切れません。

■あなたにできること

出産前の赤ちゃんがよく動き、大切な吸う、飲み込むといった練習をお腹の中でできるようにするには、どのような方法があるのでしょうか。

あなたが母親なら、まず自分の健康に気を配ることがもっとも重要です。母親の健康は、赤ちゃんの発育や出生時の神経の成熟度、授乳や呼吸の準備や能力などに大きな影響を与えます。ひとつの長い連鎖反応ですから、医師が妊娠中のお母さんの栄養や水分補給、呼吸に注意を払うとなると、それは大変なことなのです。そして、赤ちゃんを満期出産する可能性を最大限に高めるために、できるだけ早い段階で是正することが重要です。

妊婦のいびきやOSAは、赤ちゃんから酸素を奪います。

妊婦のいびきやOSAは、赤ちゃんから酸素を奪います。そのため、赤ちゃんはお腹の中での動きが減り、産後の授乳や呼吸の準備に不可欠な、吸う、飲み込む、呼吸するといった運動も鈍くなってしまいます。

168 Obrien et al., 'Hypertension, Snoring, and Obstructive Sleep Apnoea During Pregnancy: A Cohort Study'.

一方で妊婦が健康な場合、胎児はお腹の中で口、顔、のどの筋肉を適切に動かし、誕生時に効果的に母乳を飲むための準備をします。

そのため赤ちゃんの健康管理は、まず自分自身(この場合はとくに母親)の健康管理から始めましょう。つまり、健康的な体重を維持し、十分な運動を行い、ストレスを管理してよい食事をすることです。また、汚染物質への曝露を最小限に抑えることも重要な要素です。上気道に問題がありよく眠れない場合は、かかりつけ医や耳鼻咽喉科の専門医に相談して、鼻で楽に呼吸できるようにすることが大切です。より深刻な呼吸の問題がある場合は睡眠の専門医にみてもらい、夜間にしっかりと呼吸できるようにしましょう。また、スティーブン・パク博士のポッドキャスト「Breathe Better, Sleep Better, Live Better」では、上気道の健康について積極的に取り組む方法について紹介しています[169]。

赤ちゃんが早産で生まれてきたり、母乳育児がうまくいかない場合、赤ちゃんが本来持っている反射を使うなど、授乳に必要な筋肉の動きを刺激するために、母親が赤ちゃんと一緒にできる運動があります。それが口腔筋機能療法や口腔運動療法と呼ばれるもので、これらは医療支援と合わせて重要な鍵となります[170]。デブラ・ベックマン氏が教えている方法を参考にしてください[171]。

母乳育児

生まれてから最初の永久歯が生える6歳頃までは、上あごの縫合部(上あごの骨と骨をつなぐやわらかい部分)がもっともやわらかく、柔軟で動かしやすい状態にあります。実は上あごは、頭や顔のさまざまな骨とつながっています。また、筋肉の働きは多くの骨の成長・発達に影響を与えます。それは、上あごの骨がもっともやわらかい最初の時期が最適です。授乳中に使われる舌、頬、唇の動きは、顔や口、あごの成長に寄与しています。顔の骨は生まれてから2歳頃までが最大の成長期ですが、その過程で親ができることはたくさんあります。

まず、赤ちゃん自身が上あごや自分の歯の周りの歯茎に舌を強く当てて刺激することが大切です。生後6ヵ月間は、この刺激が主に母乳育児で行われます。「母

169 Steven Y. Park, 'Breathe Better, Sleep Better, Live Better Podcast', podcast, https://itunes.apple.com/us/podcast/id292095799.

170 Brenda S. Lessen, 'Effect of the Premature Infant Oral Motor Intervention on Feeding Progression and Length of Stay in Preterm Infants', Advances in Neonatal Care 11, no. 2 (2011), https://doi.org/10.1097/anc.0b013e3182115a2a.

171 You can find Debra Beckman's work at https://www.beckmanoralmotor.com.

> 「母乳がいちばん」という言葉は、母乳の栄養的な利点だけでなく、母乳育児によって、あごの成長や最適な気道の発達を促す基礎的な筋肉の運動パターンが確立されることを指しています。

乳がいちばん」という言葉は母乳の栄養的な利点だけでなく、母乳育児によってあごの成長や最適な気道の発達を促す基礎的な筋肉の運動パターンが確立されることを指しています。

赤ちゃんは成長とともに顔や口の構造が変化し、くわえさせ方や授乳姿勢による影響を受けます。筋肉の動きは、ミルクの流れ具合や哺乳位置などの要因に適応して変化します。母乳育児では、舌を上あごに押し上げて広く平らな形を保ち鼻呼吸を促すために、赤ちゃんが直立または半直立の姿勢が好ましいとされています(詳細は後述します)。これについては、ダイアン・バール氏の著書『Nobody Ever Told Me (Or My Mother) That!』を読むことを推奨します。「哺乳瓶と呼吸から健全な言語発達までのすべて」「赤ちゃんと幼児に正しく食事を与える方法」など、あらゆることを紹介しています[172]。

母乳育児を効率的に行うには、唇と頬をしっかり密閉し、乳房を赤ちゃんの口の中に完全に入れる必要があります。舌の後方が下がって真空状態になり、乳房から食道へ母乳が吸い上げられます。この真空作用はのどの奥を活発に動かし、赤ちゃんの耳管をきれいな状態で維持する重要な役割を果たすと考えられています。耳管からの排泄物は、のどの奥、つまり舌の奥と鼻の奥の部分が交わる場所で排泄されるため、筋肉系が適切に機能することは耳だれにもよいのです[173]。耳

172 Diane Bahr, Nobody Ever Told Me (or My Mother) That!: Everything from Bottles and Breathing to Healthy Speech Development (Arlington, TX: Sensory World, 2010); How to Feed Your Baby and Toddler Right (Arlington, TX: Future Horizons, 2018).

173 C. Brennan-Jones, R. Eikelboom, A. Jacques, D. Swanepoel, M. Atlas, A. Whitehouse, S. Jamieson and W. Oddy, 'Protective Benefit of Predominant Breastfeeding against Otitis Media May Be Limited to Early Childhood: Results from a Prospective Birth Cohort Study', Clinical Otolaryngology 42, no. 1 (2016), https://doi.org10.1111/coa.12652.

管は飲み込みやあくびなど、のどの筋肉や機能の一部に関与しています。正しい飲み込みは、中耳からの液体の正しい排出を促します。排出が悪いと中耳炎と呼ばれる感染症になり、非常に痛い思いをする場合があります。また、耳の中に液体がたまるだけでは感染や痛みを引き起こすことはありませんが、赤ちゃんの聴力に影響を与え、言葉や言語の発達に影響を与えることがあります。哺乳瓶で育てられた赤ちゃんや、とくに横になって授乳する赤ちゃんは、中耳炎やそれに関連する聴覚障害を発症することが珍しくありません[174]。

口を閉じることができると、舌を上あごに当てられるようになり、上あごの形を維持することができます。上あごはお口の天井と鼻の下の両方を形成しているので、形を維持することはとても重要です。上あごが高すぎたり、アーチ状になっていたり、狭すぎたりして形が悪いと、歯の問題やSDBを持つ子どもによくみられる気道の問題を引き起こします。上あごが狭いと鼻腔が狭くなります。このような子どもたちは、鼻で呼吸したり、舌を上げることが難しく、悪循環に陥ってしまいます。一方で、健康で幅の広い上あごを発達させることができれば、鼻呼吸ができて鼻腔が開いて気道が関係する睡眠関連疾患の発症を緩和することができます[175]。また、体力の向上や姿勢をよくすることも欠かせません。頭、首、体の位置関係は、舌、唇、あごの位置に大きな影響を及ぼします。それは大きな体のパズルのようなもので、すべてのピースが組み合わさって機能しなければならないのです。舌を上げ、唇を合わせ、背筋を伸ばすことが重要です。

ミシェル・エマニュエル氏はうつ伏せ遊び(タミータイム)をもっと増やすよう推奨しています。彼女は赤ちゃんを対象にしたセラピー「TummyTime!™ Method」[176]を開発し、赤ちゃんのしっかりとした姿勢と体の位置関係を育む支援をしています。

理想的な舌の位置の妨げになるものには何があるでしょう？　舌の下側にある“すじ”を舌小帯といい、短い場合は一般に舌小帯短縮症と呼ばれます。赤ちゃん

174 Michele Vargas Garcia, Marisa Frasson De Azevedo, José Ricardo Gurgel Testa and Cyntia Barbosa Laureano Luiz, ‘The Influence of the Type of Breastfeeding on Middle Ear Conditions in Infants’, Brazilian Journal of Otorhinolaryngology 78, no. 1 (2012), https://doi.org/10.1590/s1808-86942012000100002.

175 Christian Guilleminault and Shannon S. Sullivan, ‘Towards Restoration of Continuous Nasal Breathing as the Ultimate Treatment Goal in Pediatric Obstructive Sleep Apnea’, Enliven: Pediatrics and Neonatal Biology, no. 01 (2014), https://doi.org/10.18650/2379-5824.11001.

176 Michelle Emanuel, ‘TummyTime!™ Method’, http://www.TummyTimeMethod.com.

が舌小帯短縮症で生まれてきた場合、舌が上あごにつきにくいことがあります[177]。どの程度突っ張っているかや、どの程度動きが制限されているかは、舌をどのくらい動かすことができるか・舌がどの位置で快適に落ち着くかによって判断されます。舌の可動性が制限され、授乳の妨げとなり、授乳中の母親に不快感を与える場合は、通常、舌小帯を切除します。舌小帯短縮症から解放することは赤ちゃんやお母さんにとってとても重要で、ブラジルでは2014年に、すべての赤ちゃんが出生時に舌小帯短縮症の検査を受けることを義務付ける法律が制定されました。ただし、その問題が舌小帯の制限によるもので、他の機能的な問題や授乳の仕方の問題ではないことを確認するために、徹底的に評価を受けることが重要となります。お口の運動の問題の中には、舌の制限のように目に見えるものもあり、一定期間の治療で解決することができます。とくに、授乳中の赤ちゃんの哺乳の問題は、母乳育児の専門家によるサポートで解決できる場合もあることを考えると、経験豊富な医療専門家によるチームアプローチが最適です。

■あなたにできること

これを読めば、なぜ私が子どもの気道の健康をもっともよくする方法として母乳育児を推進しているのかを、ご理解いただけると思います。残念なことに、哺乳瓶で育てても同じような結果は得られないのです。哺乳瓶で育てる場合、赤ちゃんの舌、頬、唇の筋肉の働きはまったく異なり、筋肉の動きがとても少なくなります。また、赤ちゃんは飲み物を飲むことさえできればお腹が満たされるので、(母乳育児に不可欠な)姿勢の修正が必要であるかどうかがわかりません。母乳育児では陰圧を作ることによって母乳が出て、それを赤ちゃんが飲み込むといった流れがありますが、哺乳瓶育児ではそれが存在しません。その結果、哺乳瓶では誤った吸い方やあごの動き、舌の位置を覚えさせてしまいます。上あごは哺乳瓶の乳首の形にあわせて形成され(親指しゃぶりやおしゃぶりの習慣のように)、高くて狭い形状になり、舌は上あごにつかずに低い位置にとどまります。その結果、良好に気道が発達するためのあごの形状を維持することができなくなってしまうのです。横になって哺乳瓶を飲む赤ちゃんや幼児にも、耳だれや中

177 Christian Guilleminault, Shehlanoor Huseni and Lauren Lo, 'A Frequent Phenotype for Paediatric Sleep Apnoea: Short Lingual Frenulum', ERJ Open Research 2, no. 3 (2016), https://doi.org/10.1183/23120541.00043-2016.

耳炎のリスクがあります[178]。

哺乳瓶での育児を選択する理由はさまざまですし、選択肢があるというのもありがたいことです。世間の考え方、母乳育児を正しく支援するラクテーション・コンサルタントによるサポートの有無、そしてもちろん、家族の選択や赤ちゃんが幼いうちに仕事に復帰しなければならず、母乳育児の継続が困難な場合などがあり、この問題は多面的でさまざまな環境や状況に影響を受けます。ですから、授乳方法の選択には難しさと複雑さがあります。

哺乳瓶で育てざるを得ない場合でも、よりよい顔の発達を促すためにできることがあります。

母乳で育てることをおすすめしますが、哺乳瓶で育てざるを得ない場合でも、よりよい顔の発達を促すためにできることがあります。1つ目は、哺乳瓶での授乳の際は絶対に赤ちゃんを寝かせた姿勢で行ってはいけません。耳だれや中耳炎になりやすくなってしまうためです[179]。哺乳瓶での授乳姿勢は必ず赤ちゃんを起こした状態にしましょう。

2つ目は、顔、口、のどの筋肉が、なるべく母乳を飲むときに近い動きになる哺乳瓶を使用することです。母乳育児を完全に再現できる哺乳瓶はまだありませんが、赤ちゃんの力が強くなるにつれて、よりしっかり吸うことができるように、ミルクの出る量を調節できる乳首の哺乳瓶を選びましょう。乳房を模倣して開発された哺乳瓶用乳首は複数あり、この分野での研究や製品開発は有望視されています。お近くの国際認定ラクテーション・コンサルタント(IBCLC)の専門家に相談すれば、このような問題に関してお母さんたちを助けてくれるでしょう。

3つ目は、マッサージや体操で口腔顔面筋を使うように補助してあげることです。そうすることで、赤ちゃんの顔、口、のどの筋肉が適切に協調して動くようになります。マッサージやエクササイズの方法については、ダイアン・バール氏の『Nobody Ever Told Me (or My Mother) That!!』にすばらしいアイディアが紹介

178　'Ear infections', Paediatrics & Child Health 14, no. 7 (2009): 465–66, https://doi.org/10.1093/pch/14.7.465.
179　Garcia et al., 'The Influence of the Type of Breastfeeding on Middle Ear Conditions in Infants'.

大きな音のするキス、リップポップ(唇をはじく)、ビッグスマイル、アヒルの鳴き声などは、この遊びにぴったりです。

されています。

どのような授乳方法であっても、以下のような遊びをすることで、顔や口の筋肉の発達を促すことができます。赤ちゃんがみて真似できるようになったら、赤ちゃんの口と顔の筋肉を最大限に動かせるように、自分自身が「モデル」になってあげましょう。大きな音のするキス、リップポップ(唇をはじく)、ビッグスマイル、アヒルの鳴き声などは、この遊びにぴったりです。多くの赤ちゃんは音を出すことが大好きで、お父さんやお母さんの真似をする遊びも大好きです。赤ちゃんは顔をみたり、音を聞いたりしたら、すぐに興奮気味に反応し、たくさん目を合わせてあげると、もっとやってくれるようになります。いないいないばあは、赤ちゃんを注目させて、たくさん笑わせるのに最適な遊びです。大きく深く笑うことは、のどと顔の絶大なトレーニングになります。また、認可されている「噛む」おもちゃをたくさん使いましょう。赤ちゃんが、とにかく噛むようにするのです。

また、特定の動きをすることで、のどの奥と耳管の周りの筋肉を活性化させることができ、耳だれが改善します。以下のエクササイズは、小さなお子さん(真似ができるようになったら)や小学生に適しています。これらは、のどの筋肉の動きを促進し、耳の聞こえをよくするために考案されたものです。また、飛行機での移動中に耳の調子が悪くなったときにも役立ちます。

- **大きなクマのあくび**：自分が冬の眠りから目覚めたばかりの、大きくて笑顔の素敵なクマだと想像して、今まででいちばん大きなあくびをしてください。

- **ハエを食べるな**：今まででいちばん大きなあくびをして、同時に唇を閉じてみてください。

- **スマイリーシャーク**：大きく幸せそうなサメのように口を開けて、魚をたくさん捕まえるふりをして、歯を全部みせてください。

- **牛の噛み方**：牛になったつもりで、おいしい草を大きな口で噛んでみましょう。あごを左右に動かして草をつぶし、唇をしっかり閉じることを忘れないようにしましょう。

- **深海ダイバー**：宝物を探しに潜るダイバーになったつもりで、指で鼻をしっかりとつまみ、唇をぴしっと閉じ、頬を膨らませます。その後、唇から空気を抜かないように鼻から息を吐き出します。

- **幸せなブルドッグ**：下あごを前に押し出し、唇を強く閉じて、幸せなブルドッグのような最高の笑顔をみせてください。

- **ぴょんぴょんゲーム**：ウサギのように何度も跳ねる。トランポリンを使ってもよいです。

中耳炎が続く場合は、かかりつけの医師か耳鼻咽喉科医に相談してください。

鼻呼吸

近年、多くの子どもたちが鼻呼吸の問題を抱えています。鼻呼吸ができない子どもは、口角が下がる、唇が腫れる、口が開いたままでいる、歯茎が炎症を起こす、目の下にくまができる、肩が落ち込み姿勢が悪化するということが多くみられます。口を閉じ切らずに食事をしたり、唇が乾燥するため唇をなめることが多くなります。この癖のある子どもの多くは唾液をコントロールすることが困難で、よだれを垂らしやすくなります。そのため、口の周りに赤い発疹ができ、口呼吸によって唇が乾燥してひび割れる場合もあります。

口呼吸は、単なるみかけだけの問題ではありません。その危険性は、口の中の不衛生さや、それにともなう口臭よりも大きいのです。口呼吸では、筋機能的な悪習慣(口が開いたり、舌が低い位置にあり、舌を前に出すような動きをする)をともない、理想的でない顔やあごの発達につながり[180]、SDBにかかりやすくなります[181,182]。顔の発育をよくするためには、舌を上あごに完全につけ、唇を合わせ、背筋を伸ばし、肩をまっすぐにすることが必要です。

睡眠時の口呼吸も問題です。口を開けたまま寝ると、口の中が乾燥し酸性になるため、むし歯や口臭が発生しやすくなります。また、口を開けることによって睡眠中の舌や唇の位置が悪くなります。赤ちゃんや子どもが口呼吸で仰向けに寝ると、下あごと舌が後ろに下がり、さらに気道を狭めます。口呼吸はOSAのような深刻な症状ではありませんが、夜中に目が覚めたり、睡眠の質が下がる一因となることは間違いありません。

口呼吸は、アレルギー、風邪、喘息、鼻閉、鼻の構造が非対称または狭い、扁桃肥大やアデノイドなどが原因となって始まります。簡単に言うと、鼻が詰まっていると、鼻で呼吸することが難しくなり、口呼吸をすればするほど粘液が分泌され、鼻づまりを悪化させます[183]。鼻が使われないため、鼻の機能が最大限に発揮されません。

一方、鼻呼吸は、脳に18%以上の酸素を送り、睡眠サイクルの完全な発現を促進し、効果的で質のよい睡眠を促します。鼻呼吸は、体内の空気を整え、十分な唾液の分泌ときれいな息をもたらし、上あごの最適な発達に寄与しています。また、体をリラックスさせる副交感神経系の関わりを促して、ストレスを軽減します[184]。

鼻呼吸中に一酸化窒素が放出されますが、これには天然の「抗生物質」のような効果があることに加え、肺と脳の間の酸素の取り込みを向上させます。

■あなたにできること

子どもたちに鼻呼吸というよい習慣を促すために、遊びやゲームを作るなど、

180 Meir H. Kryger, Thomas Roth and William C. Dement, Principles and Practice of Sleep Medicine (Philadelphia, PA: Elsevier, 2017).

181 Carlos Torre and Christian Guilleminault, 'Establishment of nasal breathing should be the ultimate goal to secure adequate craniofacial and airway development in children', Jornal de Pediatria, 2017, https://doi.org/10.1016/j.jped.2017.08.002.

182 Chad M. Ruoff and Christian Guilleminault, 'Orthodontics and sleep-disordered breathing', Sleep and Breathing16, no. 2 (2011), https://doi.org/10.1007/s11325-011-0534-9.

183 Seo-Young Lee, Christian Guilleminault, Hsiao-Yean Chiu, and Shannon S. Sullivan, 'Mouth breathing, 'nasal disuse', and pediatric sleep-disordered breathing', Sleep and Breathing 19, no. 4 (2015), https://doi.org/10.1007/s11325-015-1154-6.

184 Ornish Living, 'Breathe Your Way Into Balance', Huffpost, 2017, https://www.huffingtonpost.com/ornish-living/breathe-your-way-into-bal_b_7285090.html.

さまざまな工夫をすることができます。

鼻は、空気を体内に取り込むための天然の完璧な道具です。なぜなら鼻には、暖かい空気を体内に入れるためのヒーター、気づかないうちに体内に細菌が入ってしまわないようにするためのフィルター、空気が体にとって乾燥しすぎないようにするための加湿器という3つの機能が備わっているからです。「鼻には3つの機能がある」という話は、子どもたちに大人気です。

「きみたちの鼻には3つの働きがあるんだよ。それらが何かわかるかい？」

口を開ける癖のある赤ちゃんには、体や頭、首の位置を優しく定期的に調整し、唇を閉じて鼻呼吸を促します(鼻が詰まっていない限りは)。

4歳以上の子どもの鼻づまりを解消するには、次のようなエクササイズを行います。まず、子どもに鼻から息を吸ったり吐いたりしてもらいます。その後、鼻をつまみ、息が苦しくなる直前まで頭を左右にゆらゆらと動かします。息がしたくなったら手を放し、鼻からゆっくりと空気を吸いこみます。私は普段、子どもたちに舌圧子やアイスクリームの棒など、唇の間に何かを挟んでもらい、鼻から息をすることを覚えさせるようにしています。「鼻より先に口で息をしようとしなかった？」と注意を促し、もう一度、「今度は鼻で息を吸えるかどうか試してみよう」と、鼻呼吸を意識させましょう。

また、聞こえないくらい静かな呼吸をすることに挑戦させるのもいいでしょう。「お父さんはできないと思うな」「お母さんはできないに違いない」「お母さんが鼻呼吸できているかみてみよう」「聞こえないくらい静かに呼吸できるのは誰かやってみよう」「鼻呼吸しながら体を止めていられるのは誰かみてみよう」と、ゲーム感覚で進めていくこともおすすめです。

子どもはこういう遊びが大好きです。中には笑い出す子もいるでしょう。鼻呼吸をしながら唇を閉じて笑うには、それなりのスキルが必要です。もし、お子さんが鼻呼吸をしながら唇をしっかり閉じて笑っていたら、のどの奥の筋肉をよく動かせているということなので、すばらしいことです！

健康的な呼吸を教える方法としては、ウクライナ生まれの医師、コンスタンチン・ビューテイコ氏が喘息などの呼吸器疾患の治療のために考案した呼吸法「ビューテイコ・メソッド」が最適です。このメソッドの肝は、口呼吸やその他の病状で発症する「過呼吸」の習慣をなくすことにあります。このメソッドの詳細については、http://buteykoclinic.com/buteykochildrenをご覧ください。

気道の健全な発達(ひいては健全な睡眠)は、筋肉を正しく使うことと密接に関係しています。咀嚼は筋機能の発達の鍵を握っているのです。

離乳食への移行

この章を通して述べてきたように、気道の健全な発達(ひいては健全な睡眠)は、筋肉を正しく使うことと密接に関係しています。咀嚼は筋機能の発達の鍵を握っているのです[185]。

赤ちゃんは噛むことで、あごや顔の骨の成長が促されます。しっかりと咀嚼する、吸う、飲み込むことは、筋肉が付着している骨に対して動きを生み出し、顔や頭蓋骨のほぼすべての骨に影響を与えます。そして、その動きが成長を促すのです[186]。骨折の回復期や骨粗鬆症の人に運動が勧められるのと同じように、咀嚼はあごや顔、頭蓋骨の骨の健康に影響します。咀嚼は脳の発達や機能、集中力やストレスの軽減にも不可欠です[187,188]。また、よく噛むことは、食べ物を消化し、胃の中で分解するための準備に不可欠であることが科学的に証明されています。その後の人生においても、しっかりとした咀嚼は健康

185 Licia Coceani Paskay, 'Chewing, Biting, Clenching, Bruxing And Oral Health', Oral Health Group, 2018, https://www.oralhealthgroup.com/features/1003919890.

186 Daniel Lieberman, Evolution of the Human Head, (Harvard University Press, 2011)

187 Sandrine Thuret, 'You Can Grow New Brain Cells. Here's How', Ted.com, recorded June, 2015, https://www.ted.com/talks/sandrine_thuret_you_can_grow_new_brain_cells_here_s_how.

188 Yoshiyuki Hirano and Minoru Onozuka, 'Chewing and Attention: A Positive Effect on Sustained Attention', BioMed Research International 2015 (2015), https://doi.org/10.1155/2015/367026.

と幸福をもたらすのです[189]。

噛み合わせの悪さは、上あごの骨幅の狭さに関係しています。私たちは普段、噛んだり、咀嚼したり、飲み込んだりするときに、口の中でどれだけのことが行われているのか意識していません。前歯で噛みちぎり、舌が奥歯の間を忙しく移動して咀嚼し、舌の奥のほうで飲み込むという流れです。舌の側面は、食べ物を飲み込むために、食べ物を器用に舌の中央に集めるような動きをします。飲み込むために、食べ物は舌の後ろ3分の1の位置に置かれ、硬口蓋に沿って波打ちながら後方へ移動します。食べ物が口蓋扁桃(一般的に扁桃腺とよばれる)のあたりに当たると、嚥下反射が起こり、その後、のどの筋肉が食べ物をさらに胃に送り込みます。口蓋扁桃の大きな子どもたちが、歯ごたえのある食べ物を敬遠したり、少量の食べ物しか食べられないのも無理はありません。

赤ちゃんの咀嚼運動は、通常は6ヵ月までと非常に早くに始まり、12ヵ月までに成熟します。この頃になると、舌の先端がちょうど上の歯の後ろの歯茎のあたりまで上がってきて、飲み込みが上手にできるようになります。この舌の先端の位置は、't'、'd'、'n'、'l'の発音と同じです。一方、歯は食べ物を唇から取り込むために必要ですが、この動作は、'f' や 'v' の音に使用するのと同じ位置です。2歳までには、咀嚼と飲み込みが完璧にできるようになります。しかし、子どもが食べ物を噛み砕くときには、まだ注意が必要です。なぜなら、幼児が窒息してしまう原因としてもっとも多いのが食べ物だからです。場合によっては命を落としかねません[190]。

189 Akinori Tasaka, Manaki Kikuchi, Kousuke Nakanishi, Takayuki Ueda, Shuichiro Yamashita, and Kaoru Sakurai, 'Psychological stress-relieving effects of chewing - Relationship between masticatory function-related factors and stress-relieving effects', Journal of Prosthodontic Research 62, no. 1 (2018), https://doi.org/10.1016/j.jpor.2017.05.003.

190 'Choking Prevention For Children', Health.Ny.Gov, 2018, https://www.health.ny.gov/prevention/injury_prevention/choking_prevention_for_children.htm.

多くの子どもが早い時期に噛み方を学べず、一種の学習性無力感を身につけてしまいます。

問題は、多くの子どもが早い時期に噛み方を学べず、一種の学習性無力感を身につけてしまうことです。これは、哺乳瓶やストローマグ、やわらかい食べ物が多く使われていることが一因です。残念なことに、今日、私たちは子どもの食事でやわらかい食品を与えていることが多く、食感のよい食品を取り入れるのが遅すぎます。やわらかい食事は筋肉を必要としないため、顔全体の構造の変化につながります[191]。やわらかい食事では、下あごが小さくなり、歯並びが悪くなり、上気道の健康が損なわれることになってしまいます。

噛み始める時期が遅いと、初期の発達の機会を逸してしまうのです。よくある咀嚼の問題や習慣には、片側でしか噛まない、きちんと咀嚼する前に食べ物を飲み込んでしまうなどがあります。また口呼吸は咀嚼の効率を低下させてしまいます[192]。咀嚼不良とは、左右非対称、口を開けたまま、速すぎる、遅すぎる、咀嚼音がうるさい、咀嚼しきれていないなど、食べ物が塊のまま飲み込まれ、胃での消化を十分に行うことができず、膨満感などの消化器系の問題につながる可能性があることを意味しています。私がクリニックで出会うほとんどの子どもたちは、初めて会ったとき、まさにこのような噛み方をしています。それは、小学生、ティーンエイジャー、そして一部の大人でさえもそうなのです。

よく噛むことでお口の発達と気道を確保することもとても大切です。

私がクリニックで会う多くの親は、主にマナーに重点を置いているため、子どもの噛み方に気づいていません。マナーも大切ですが、よく噛むことでお口の発達と気道を確保すること

191 Sheldon et al., Principles and Practice of Pediatric Sleep Medicine. 275–80.

192 Miho Nagaiwa, Kaori Gunjigake and Kazunori Yamaguchi, ‘The Effect of Mouth Breathing on Chewing Efficiency’, The Angle Orthodontist 86, no. 2 (2016), https://doi.org/10.2319/020115-80.1.

もとても大切です。筋肉の使い方と、いかによく噛むかで、マナーもよくなり噛むこともしっかりできるようになるのです。

■あなたにできること

お子さんが健康的な咀嚼習慣を身につけるために、あなたにもできることがたくさんあります。

赤ちゃんの場合は、適切な時期に適切な食感のものを取り入れるようにしましょう。通常、生後6ヵ月頃から離乳食をスプーンで食べさせ始めます。効果的にスプーンを使うには、赤ちゃんにあなたがスプーンで食べる様子をみせる必要があります。お子さんが背筋を伸ばしてしっかりと座っていることを確認し、口を開けるのを待って、平たいボウル状のスプーン(お子さんの口に合ったサイズを選ぶことが大切です)を下唇の上に置き、唇が閉じてから、スプーンを水平に保ちながらスムーズに引き出します。決して擦りつけないでください。赤ちゃんが2歳になる頃には、私たちと同じように自分でご飯を食べられるようになっているはずです。とにかく姿勢が大切です！　あごを上げすぎず下げすぎず、ニュートラルな位置でまっすぐ座ることは、よく噛むために重要な要素です。お子さんが食事をするとき、あなたの目線と同じ高さになるように座らせてあげると、あなたをみるときに、自然と頭の位置がニュートラルになります。

食べ物の75%は噛みごたえや歯ごたえがあるものであるべきです。これをできるだけ早い時期に実現できれば、筋肉をバランスよく鍛えることができるのです。多くの人はやわらかいお粥から食べさせますが、お粥は最小限にとどめ、手づかみ食べで与えるようにしましょう。手づかみ食べができることで赤ちゃんは食感を楽しみ、自分で食べることができるようになり、食感のある食べ物を安全に食べるために必要なお口の運動機能も発達させることができるのです。噛む、かじる、咀嚼することが必要な食べ物の中から、何を食べるか赤ちゃん自身に選んでもらいましょう[193]。しかし、赤ちゃんが手助けを必要とするときや、注意が必要なときのために、そばにいてあげてください[194]。

193 Gill Rapley and Tracey Murkett, Baby-Led Weaning: Helping Your Baby to Love Good Food (Chatham, Me.: Vermilion, 2008).

194 Nimali Fernando and Melanie Potock, Parenting in the Kitchen: How to Raise Happy and Healthy Eaters at Every Step in Your Child's Development (New York, NY: The Experiment, LLC, 2015).

咀嚼は、歯が生える前から始まります。実は、噛むことは歯が生えることを助けることになるのです。

咀嚼は、歯が生える前(通常5ヵ月から9ヵ月の間)から始まります。実は、咀嚼は歯が生えることを助けることになるのです。食べ物以外のもの(指の腹の側面など)を噛むように促すことで、早い時期から赤ちゃんが呼吸をしたり、吸ったり、飲み込んだりするためにあごの発達やお口の中の感覚育成を始めることもできます。離乳食セーフフィーダー(離乳食グッズ)は、赤ちゃんに果物や野菜、肉の塊などの固形物を食べさせるときに役立ちます。とくに、筋緊張が弱い、口の中の感覚が鈍いなど、お口の運動制御がうまくいかない子どもや、幼い子どもを十分に監視できないときに役立ちます[195]。

また、生後6ヵ月から通常のコップで飲めるようになることに驚かれるかたも多いようです。こぼしても大丈夫なように、コップに少し水を入れて練習させましょう。こぼすことが心配な場合は、ストローマグではなく、はめ込み式の蓋つきコップを選びましょう。ストローマグは、哺乳瓶と同じように筋肉の使い方を悪くします。さらに、飲み口が歯と歯の間にあると、おしゃぶりや親指をしゃぶる習慣のように、歯の発達を阻害する可能性が高くなります。ストローマグを使ういちばんの理由はこぼれないようにするためですが、はめ込み式の蓋を使えば、液体がふちの中に収まるのでこぼれる心配はありません。また、ストローを短くして口には入れず、唇に沿わせて使うこともできます。

噛む訓練をするために、安全性が確認された感覚を刺激するおもちゃを使ってみるのもよいでしょう。これらは、赤ちゃんや子どもの年齢に合った形、大きさ、感触である必要があります。私のクリニックでは、生後18ヵ月の子どもには"噛む"筋肉を鍛えるために、Myo Munchees (https://myomunchee.com)などの咀嚼器具を使用するようにしています。子どもは新しいものを噛んだり、かじったり、口に入れたりするのが大好きです。この段階は就学前まで、ときにはそれ以降も

195 Nancy Ripton and Melanie Potock, Baby Self-Feeding: Solid Food Solutions to Create Lifelong, Healthy Eating Habits (Beverly, MA: Fair Winds, 2016).

続くことがあります。

子どもが食べ物をよく噛むためにできることはたくさんあります。まず、快適に鼻呼吸ができるようにしましょう。鼻呼吸ができるようになったら、次は正しい方法で噛むことです。正しい咀嚼とは、唇を合わせて口の両側で同時に、対称的に、そして適度なペースであごを垂直方向と水平方向に動かしながら、食べ物が胃に入っても問題ないくらいやわらかくなるまで噛み続けることです。

正しい噛み方がわかったら、次はよく噛む習慣を身につけさせることが大切です。そのためには、練習する、褒める、よいお手本をみせることが必要です。そこで食卓では、よく噛むことをゲームにするとよいでしょう。以下はそのためのアイデアです。
（これらのアイデアは主に3、4歳以降の子どもに有効です。）

・**連想**：連想は、脳が物事を記憶するきっかけになります。これは、普段考えないような行動を学ぶときにとても役に立ちます。たとえば、動物がどのように噛むのか、犬、猫、ウサギ、キリンが噛んでいるところを実際にみてみましょう。また、間違った噛み方を、キリンのふりをしながらやってみましょう。子どもに正しい噛み方を教えるには、いろいろな方法があり、私は「もぐもぐ噛み」「お姫様噛み」「女王様噛み」と名づけたテクニックを10年以上使っていますが、ひとつやふたつ笑いを誘い、すばらしい咀嚼習慣を身につけさせることができます。クチャクチャ適当にあごを動かすのではなく、口を閉じてもぐもぐと大きく噛むことで、あごが安定し、唇を密着させるために上唇を使います。よく噛む方法を学ぶには、上唇をリズミカルに何度も下に伸ばし、上下の歯が開いたり閉じたりするようにして、食べ物をムシャムシャ、バリバリ、ガリガリと噛むようにするとよいでしょう。動物の咀嚼モデルとしては、カピバラがよいです。完璧な噛み方ではありませんが、かなりよい噛み方です。

・**モデリング**：よい噛み方のお手本をみせれば、あなたが教えるまでもなく、子どもは真似するようになります。そうすることで、彼らは口を閉じてもぐもぐと大きく噛む方法を正しく知ることができるのです。

・**ご褒美**：子どもが頑張って噛んだり、うまくできたときには、惜しみなく褒めましょう。「わあ、今、完璧な『もぐもぐ噛み』をしてるのをみたよ！」。一緒に参加したり、話したりすることは、小さな子どもたちがやり続けるための大きな励みになります。30秒間に一口分を何回噛めるか、などの課題を設定してもよいでしょう。しかし、あまりしつこく言いすぎると、子どもたちはまったく楽しめなくなるため、軽快で楽しいものにしましょう。

・**視覚的に思い出す**：テーブルの上や近くに口を閉じてもぐもぐと大きく噛む写真や絵を貼って、子どもがその写真をみるたびに、どのように噛むべきかを思い出せるようにしてみましょう。たとえば、ランチョンマットとして、お子さんが描いたもぐもぐしている顔などの特別な絵をラミネート加工したものを貼りつけておくとよいでしょう。脳は目からの情報に素早く適応します。しかし、2週間程度で見慣れてしまうことが多いので、効力がなくなったらすぐに絵を変えることが重要です。

・**食べ物を楽しむ**：クリニックで定期的に行っており、子どもたちが絶対に喜ぶことは、食べ物で想像力を膨らませることです。船や水中の風景、変な顔などを描くように、さまざまな種類の食べ物を並べます。作っている間に、どの食べ物がやわらかいか、噛みごたえがあるか、歯ごたえがあるかなど、触感で食べ物を認識します。作った後は、大げさに噛んでみたり、笑顔で飲み込んだりしながら食べます。

・**音楽**：子どもたちはリズミカルな音楽や歌が大好きですので、音楽に合わせて噛むのはいかがでしょうか。クリニックでは食育イベントを定期的に行っていますし、家庭でも簡単にできます。

・**お口とお腹の会話**：よく噛むと、お口とお腹がおしゃべりをしているように一緒に動くので、子どもは大喜びします。子どもたちはやり方を覚えると、もっとやるようになります。

・**正しい飲み込み：**もちろん、噛んだ後には正しく飲み込むことが必要です。上手な飲み込みとは、唇の力みや頭、体の動きがなく、目にみえず、静かなことです。背筋を伸ばし、唇を優しく閉じ、舌を上あごに密着させ、音もなく、舌の前方移動もありません。このような状態でない場合は、マイオ・コレクトが必要となります(第6章参照)。

これらのスキルを自然とできるように促し、習慣化させる方法はたくさんありますが、家族の関与と勇気づけがカギとなります。また、栄養価の高い食品を選ぶことも重要です。このような咀嚼習慣を身につけると同時に、お子さんが安らかな眠りを得られるよう、よい発育をした顔の骨格と健康な気道を獲得するという目標も見据えておいてください。

このような咀嚼習慣を身につけると同時に、お子さんが安らかな眠りを得られるよう、よい発育をした顔の骨格と健康な気道を獲得するという目標も見据えておいてください。

噛むことの重要性と栄養、そして健康との関連性については、スティーブン・リン博士のすばらしい著書『The Dental Diet』をチェックすることをお勧めします。ここには、歯とリアルフード(素材そのままの食べ物)、そして人生すら変える健康との驚くべき関係について書かれています[196]。

言語の発達をよくする

呼吸したり、吸ったり、咀嚼したり、飲み込んだりする際に使われる筋肉は、

196 Lin, The Dental Diet.

声を出すときに使われる筋肉と同じですが、これらを動かしている仕組みは、「筋肉AをBの位置に動かす」というような単純なものではありません。言葉を考えることと声を出すこととの相互作用は言うに及ばず、発声を司っている脳内の処理過程はとても複雑です。筋機能障害があることで正しくない発話の癖が身についてしまうことは[197]、顔と口の解剖学的構造と機能を考えれば理解できます。

多くの赤ちゃんは、生後2〜3ヵ月から発声を始めます。大まかには、生後12ヵ月頃からひとつの単語を使い始め、2歳頃までに2つの単語をつなげてどんどん語彙を増やしていきます。

しかし、多くの子どもの言葉が遅れているのは、初期に適切な刺激を受けていないためです。赤ちゃんにどう話しかけたらいいのかわからないという親も多く、赤ちゃん言葉を避け、最初から「大人言葉」で話しかけるべきだという考え方もあるようです。たしかに子どもには大人の言葉での話し掛けが必要ですが、赤ちゃん言葉、幼児言葉、たくさんの歌など、可能な限りすべてのものに触れることも必要です。

明瞭なコミュニケーションには、はっきりとした言語音で単語や文章にすることが不可欠です。明瞭な言語音を発する能力は、顔、口、のどの筋肉の使い方に関連しています。赤ちゃんはとても早くから顔の動きを真似し始めます[198]。そのため、赤ちゃんが音を真似したり、大げさに顔や声を真似し始めるのが早ければ早いほど、上気道の筋肉のシステムをより早く、より十分に活性化させることができ、上気道の健康とコミュニケーションの発達を促すことができるのです。腹を抱えて笑うと、のどの筋肉が開いていきます。第2章でカラハリ砂漠に住む狩猟民族であるブッシュマンについて触れましたが、彼らはクリック言語(舌全体で上あごを押したり、吸ったりして音を出す言語)によって、大きなあご、骨格を持つようになりました。私がクリニックでみる多くの子どもたちは、舌をお口の天井まで上げることができませんし、クリック言語のような大きくはっきりとした吸着音を出すことができません。しかし、舌を高く上げることは非常に重要です。ブッシュマンの子どもたちが、美しく、広く、よく発達した上あごを持っ

197 Robyn Merkel-Walsh, 'AAPPSPA Position Statement - Oral-Motor Therapy', Talktools, December 2, 2015, https://talktools.com/blogs/from-the-experts/aappspa-position-statement-oral-motor-therapy.

198 Diane Bahr, Nobody Ever Told Me (or My Mother) That! Everything from Bottles and Breathing to Healthy Speech Development (Arlington, TX: Sensory World, 2010).

ていたことを覚えていますか？　私たちの子どもたちにもそれが必要なのです。

■あなたにできること

子どもの言語発達のよいスタートを切るには、言葉を考えて口に出すことを同時に行うアクティビティを組み合わせることがいちばんです。お腹の中にいるとき、そして生まれたその日から、読み聞かせをしたり、話しかけたり、ハミングしたり、歌ったりしてあげましょう。まだ話すことはできないかもしれませんが、聞いていることは確かであり、脳は音を聞き取り、符号化し、音声と言語のひな型を作る能力の絶頂期にあるのです[199]。聞くことは話すことの始まりですから、たくさん話し、たくさん読み、たくさん歌いましょう。言葉を楽しんでください。

たくさん吸着音を出したり、声真似をしたり、笑ったり、お子さんとともに楽しみましょう。

しかし単に音を真似させるだけでなく、いろいろな工夫が必要です。言語能力の発達には対話が大切であり、一方的なものでは意味がありません[200]。赤ちゃんが音遊びを始め、アーウーと言ったり、ゴロゴロとのどを鳴らしたりしたら、同じようにアーウーと言ったり、ゴロゴロのどを鳴らすことで、双方向のやりとりができるようになります。赤ちゃんはいろいろな音を出すことが大好きです。自分の音遊びの中から、新しい音をたくさんみつけていきます。赤ちゃんの発する音が聞こえたら、すぐに反応して、真似をして、楽しんでください。早期に音を真似ることは、発語、口腔顔面筋のコントロール、言語能力の発達に役立つだけでなく、双方に楽しさとつながりをもたらし、「会話」の感覚を育むことにもなるのです。また、おしゃぶりの使用をなくすか制限することも非常に重要です。口の中におしゃぶりや親指、その他の指が入っていると、あまり音遊びができなくなります。

199　Patricia K. Kuhl, 'Brain Mechanisms in Early Language Acquisition', Neuron 67, no. 5 (2010), https://doi.org/10.1016/j.neuron.2010.08.038.

200　Bjorn Carey, 'Talking Directly to Toddlers Strengthens Their Language Skills, Stanford Research Shows', Stanford University, October 15, 2013, https://news.stanford.edu/news/2013/october/fernald-vocab-development-101513.html.

赤ちゃんがいろいろな音を出すようになったら、それを真似て自分の話し声に抑揚をつけてみましょう（そして、自分の話し声も明るく楽しげなものにしましょう）。赤ちゃんはいろいろな声を聴くのが大好きです。赤ちゃんが声を出したり、「おしゃべり」をしたら、声を出して話し返してあげましょう。自分の周りの世界を大人の言葉で説明する習慣を身につけると同時に、ドラマチックな演出や誇張を加えることで、赤ちゃんが真似したくなるような顔をたくさん作ってあげるとよいでしょう。

ハミング、歌、会話、笑い、舌を鳴らすなどをすることで、口、顔、のどの筋肉は、表情を作ったり、咀嚼したり、吸ったり、飲み込んだりすることと同様に活性化されます。これらはすべて、健康な上気道の発達に関与します。

インターネット上には、子どもの発話を発達させるのに役立つ資料がたくさんあります。Speech Pathology Australiaのウェブサイト（www.speechpathologyaustralia.org.au）とAmerican Speech-Language-Hearing Associationのウェブサイト（www.asha.org）はどちらも参考になります。また、私はハネン氏の言語教育法も好きです。ハネン氏については、www.hanen.org/Programs/For-Parents/It-Takes-Two-to-Talkで詳しく知ることができます。

気道を成長させるためのお口遊び

子どもは音を出したり、顔を引っ張ったりして楽しみますが、こうした行動は上気道の発達にとても役立ちます。子どもが公園で遊び、新鮮な空気を吸って体力をつけるのと同じように、顔と口を遊びで動かすことによって筋肉が鍛えられ、子どもが筋肉を意識し、コントロールできるようになるのです。これらのお口遊びは、問題があると診断された子どもだけでなく、すべての子どもたちに必要であることを忘れないでください。お子さんが何かしらの治療を受けている場合は、お口遊びによるアプローチは発音や発声などの習得をサポートすることができます。とくにお子さんの発達が未熟な場合や、筋緊張の低いお子さんには最適です。

とっても楽しいアクティビティをしたい場合には、のどの奥の動きと作用を促進するために私のクリニックで使っている、次のトレーニングを試してください。

・**ほっぺた風船**：ほっぺたに空気を入れて、誰かにつつかれても空気を入れたままにします。空気の代わりに水を入れても面白いでしょう。

・**チークポーク**：舌を頬に押し込み、誰かが頬の外から舌を押すようにします。

・**濃い液体を吸う**：濃いスムージーを太いストローで飲んでみます。

・**濃い液体に泡を吹き込む**：濃いスムージーを太いストローで吹きます。

・**風船を膨らませる**：逆流しない弁を使って風船を膨らませるか、風船を膨らませ、風船から空気が出てこないように唇で風船の口をふさぎます。そして鼻で息を吸ってから吹くようにします。

・**管楽器を演奏する**：吹くたびに鼻から息を吸うことを確認しながら、弾いて弾いて弾きまくります。

・**「わんわん物語」パスタ麺すくいをやってみる**：ディズニー映画で、お互いに恋をしている犬たちが麺を唇ですくい、キスをしてしまうシーンを覚えていますか？　アルデンテのパスタ麺でも、リンゴやニンジンの長い皮でも、その他の長くてすじのある食べ物でも、同じことができます（言語聴覚士のダン・ガーライナー氏が考案したエクササイズです[201]）。

私はクリニックでいつも、「毎日少しずつ、新しい習慣を身につけよう」と話しています。お風呂の時間、食事の時間、遊びの時間、車での移動時間など、とにかく毎日行うことの中に、これらの動きやアクティビティを組み込んでいくと、家族の仲も深まります。マイオ・オプティマイズを使えば、日常生活の一部に子どもと一緒にできることをたくさん取り入れることができます。それでも、もしあなたがサポートを必要とするならば、近くにいる経験豊富な筋機能療法士を探

201　Daniel Garliner, Myofunctional Therapy (Philadelphia: W.B. Saunders, 1981).

してみてください。

この治療法が子どもの日常生活や発達に与える影響は驚異的です。実際、親も恩恵を受けることができます。最近、子どもと一緒にすべてのエクササイズを行った親御さんは、いびきをかかなくなったそうです。クリニックで子どもたちと接していると、多くの親が筋機能的な悪い癖を持っていることに気がつきます。話をしていく中で親自身もそのことに気がつき、基礎練習から始めて、パターンが完全に習慣化されるまで一緒にトレーニングを行うことで、恩恵を得ることができるのです。

適切な位置で筋肉を休ませる

口を開けていたり、舌が通常よりも低い位置にあったり、前に出ていたり、だらしない姿勢で座っている子どもたち(年配の人も)をよくみかけます。どれも理想にはほど遠いものです。理想的な姿勢とは、どのようなものでしょうか？　理想的な姿勢は、舌を上あごにぴったりとつけ、唇を軽く合わせ、背筋を伸ばした状態であることは、以前にも紹介しました。唇を合わせることで鼻呼吸を促し、背筋を伸ばすことで気道を理想的な位置に確保します。これが魔法の3姿勢です。

私がこの10年間使ってきた図式はこちらです。

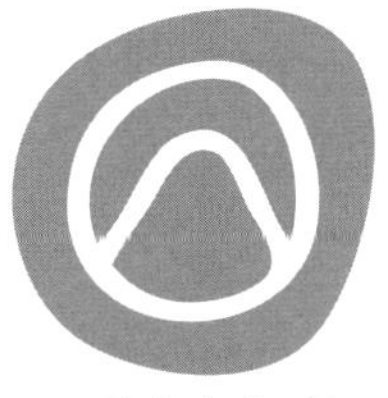
べろを上あごに
つける

おくちをとじる

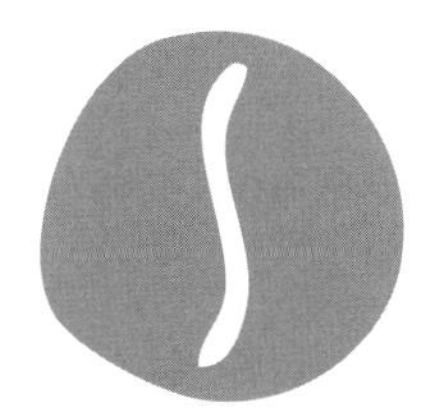
せすじをのばす

子どもたちは理屈っぽい指示をするよりも、イメージを持たせることによって理解しやすくなるので、私は子どもたちのためにイメージしやすい表現(マントラ)を作りました。それは以下の通りです。

・べろを上あごにつけ　・おくちをとじて　・せすじをのばす

「マントラ」と言うだけで、瞬時に完璧なポーズをとることができるのです。私のクリニックでトレーニングをしている子どもたちに「マントラ」と言ってみてください。ドキッとして、すぐにしっかりとした姿勢をとります。私は、子どもたちがこのマントラをすぐに取り入れ、楽しんでいることにいつも驚かされます。私たちはさまざまな方法でマントラを実践し、マントラが習慣になるまで時間をかけて家の中に馴染ませていく方法を家族に伝えています。

何もしていないときに筋肉を正しい位置で休ませることは、筋肉を正しく動かすことと同じように重要なのです。

専門家を頼るタイミング

お子さんの睡眠の問題やSDBの症状が軽い場合、睡眠環境やルーティン、口腔筋機能療法に関するすべての情報がとても貴重なものになるでしょう。

お子さんに睡眠関連疾患の危険信号が出たら、専門家にみてもらうべきです。

もし、あなたのお子さんが大きくなっており、悪い習慣が深く根づいているとしても、落ち込まないでください。変えるのに、遅すぎるということはありません。人生には大きな出来事や困難がつきものです。私たちの生き方が教科書通りであることはほとんどなく、完璧な人生、完璧な親、完璧な子どもなど存在しないのです。大切なことは、できるだけ早く始めることです。問題があることに気づいたら、それに対処するための手段を講じることです。もし、お子さんが筋機能障害を発症したと思われるのであれば、筋機能療法士のもとでマイオ・コレクトを受けることをおすすめします。

もしかすると、お子さんの眠りを守るライフセーバーとして、お子さんが溺れたりもがいたりしているのをみたことがあるのではないでしょうか。専門家の助けが必要であることは、自分でもわかっているかもしれません。もし、お子さんに睡眠関連疾患の危険信号が出たら、専門家にみてもらうべきです。睡眠関連疾患と上気道の健康にとくに力を入れている医師や歯科医師、さまざまな医療専門家を探す必要があります。次の章では、子どもの睡眠に適した施術者を探すために、どのようにアプローチすればよいかを紹介します。ライフセーバーとしていよいよ、専門家チームを呼ぶときが来たのです。

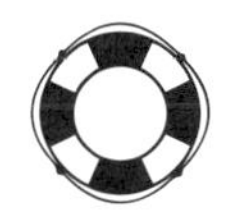

第6章
専門家との連携

8歳のジリアンは元気いっぱいでした。彼女のニックネームは「くねくねちゃん」というほど、つねに体をくねらせ、もじもじし続けており、両親はそれが彼女の個性だと思っていました。彼女は悪夢にうなされ、一晩中眠ったことはありません。それどころか、恐怖で目が覚めてしまい、なかなか寝つけないことが多く、家族全員の睡眠が妨げられていたのです。日中のジリアンの不安は、悪夢に現れる怖いものを連想することによって引き起こされていました。ジリアンは日中じっとしていることができず、つねにそわそわしており、落ち着きがありませんでした。

ジリアンは、発語の問題(舌足らず)と親指しゃぶりのために、地元の歯科医師から紹介されました。私が初めてジリアンに会ったとき、最初の評価でさまざまな危険信号がみつかりました。彼女は8歳になっても親指しゃぶりをしており、重大な筋機能障害を持っていたのです。歯並びと骨格の評価では、前歯の開咬(上下の前歯が噛み合わない)と交叉咬合(上あごが下あごより狭い)、高くて狭いアーチ型の上あごと後退した下あご、歯が欠損(ジリアンは4本の歯を失っている)していることがわかりました。これらはすべて、あごが小さいことと気道の問題を示す危険信号です。注意欠如・多動症(ADHD)の指摘はなかったものの、彼女の落ち着きのなさは、睡眠不足や睡眠の質が低下している際にみられる行動によく似ていました[202]。

ジリアンは親指をしゃぶっていたことで、あごの大きさ、形、位置が悪くなり、彼女の口、顔、のどの筋肉は発達が不足していました。舌は上あごにつかず、前方に突出しており、一生懸命あごを閉じようとしないと口を閉じることができませんでした。これらの危険信号はすべて、気道の制限と睡眠呼吸障害(SDB)の可能性を示唆しており、彼女の眠りの浅さや睡眠パターンの乱れ、悪夢の原因と

202 Dana C. Won, Christian Guilleminault, Peter J. Koltai, Stacey D. Quo, Martin T. Stein and Irene M. Loe, 'It Is Just Attention-Deficit Hyperactivity Disorder … or Is It?' Journal of Developmental & Behavioral Pediatrics, 2017, https://doi.org/10.1097/dbp.0000000000000386.

なっていることが考えられました。ジリアンの母親は、彼女の睡眠パターンに不安を覚えたと言います。驚いたことに、学校からは、社会的、学問的、行動的な問題についての報告はありませんでした。

あくまで推測に基づくものでしたが、私はこの時点で、ジリアンが医科と歯科の専門医による診断を受ける必要があると判断しました。この判断は今後のジリアンがとるべき行動を考えるうえで役に立ちました。今後の方針を考える際にジリアンの両親は睡眠の専門医にみてもらうよう勧められていましたが、当時は矯正歯科の診察しか考えていませんでした。しかし多くの関連研究論文をもとに、あごの発達、睡眠の断片化、気道との関連の可能性を探ることにしたのです。

ジリアンは親指をしゃぶる癖があり、狭く高い上あごなどの構造異常に関連した、中程度の筋機能障害と診断されました。彼女は睡眠に重度の問題が疑われたことから、睡眠中のモニタリングを行いました。6ヵ月間におよぶ気道を広げる歯科治療を行い、交叉咬合を改善し、さらに親指をしゃぶる癖をマイオ・コレクトで直すことで、ジリアンは夜通し眠れるようになったのです。8年間で初めて、ジリアンは3日連続で夜通し眠ることができました。その3日間、彼女はまるで生まれ変わったようでした。夜間の強い恐怖心が薄れ、日中もじっと座って集中できるようになったのです。くねくねちゃんは今やお嬢様になったのです。ジリアンのお母さんは、睡眠が改善されても、彼女の明るい性格が少しも変わらなかったことを喜んでいます。

8年間で初めて、ジリアンは3日連続で夜通し眠ることができました。

ジリアンは歯科治療及び矯正歯科治療が終了した後、口腔筋機能療法を再開し、正しい筋肉の動きを習得することによって上あごの成長をサポートし、咀嚼と嚥下を行うことで下あごの成長を促すようにしました。私は、彼女がとても落ち着いており、治療中もじっと座っていられることに気がつきました。最後の治療を終える頃には、ジリアンの母親から「今は定期的に目覚めることなく、家族全員がぐっすり眠れている」と報告を受けました。

ジリアンの両親は、ジリアンの睡眠習慣を改善するために添い寝をするなど、さまざまなことを試みましたが、問題は解決しませんでした。

ジリアンの両親は、ジリアンの睡眠習慣を改善するために添い寝をするなど、さまざまなことを試みましたが、問題は解決しませんでした。最終的に両親はご褒美をあげることによって、なかなか寝ようとしない習慣を断ち切ることに成功しましたが、これは歯科治療後のことだったのです。誰がみてもジリアンの眠りを改善することは必要であり、それは少しずつよくなっていきます。私たちは進捗と変化を測定するために、各段階ごとに再評価をしています。

子どもの睡眠を改善するためにあなたができることはたくさんありますが、とくに子どもの行動や習慣、環境に関しては、専門家の助けを得ることで、治療可能な問題をより早く解決できる可能性があります。ジリアンはそのよい例です。経験豊富な施術者は、ジリアンのような問題を抱えた子どもたちを何千とみています。彼らは専門病院で働いており、最悪のケースから最良の結果まで、また、わずかな治療で大きな解決が得られるような非常に軽度のケースもみてきています。

睡眠と気道の専門家によるサポートによって、正式な診断、最新の研究や治療法の情報、最善と思われる治療法の選択、今後のサポート、子どもの改善に関する明確で現実的な予測(とその途中の成長段階の節目)、幅広い専門知識などの恩恵を受けることができます。最終的な目標は、問題を解決し、子どもをぐっすり眠れるようにすることです。

この章では、さまざまな専門家や、お子さんとご家族にあった専門家の選び方についてご紹介します。

睡眠関連疾患で困ったら

お子さんの睡眠と気道に関するチームの一員として、さまざまな専門家や医療従事者が役に立てるかもしれません。治療がうまくいくためには、ほとんどのお子さんに、チームでのアプローチが必要となります。誰がチームのメインとなるかは、お子さんの問題によって異なり、通常は睡眠専門医がチームのリーダーを務めます。チームは、お子さんのニーズに応じて、2人、3人、または複数の専門家で構成されることがあり、そのニーズは時間とともに変化することがあります。一定の期間、一人のチームメンバーが優先的に担当することもありますが、治療の優先順位が変われば、専門分野も変わります。思春期を迎える前に気道の成長が90％完了してしまうため、気道の成長を促す治療ができる期間は短いということを忘れないでください。

ここでは、習慣や環境によって睡眠が乱れている場合や、睡眠関連疾患を支援できる可能性のある医科・歯科の専門医を紹介します。また、睡眠と気道の症状に注目している医療関係者についても、「ドリームチーム」の重要なメンバーになる可能性があるため、その概要を説明します。

■かかりつけ医(GP)

母親や父親が何か問題があると思ったときに、最初に助けを求めるのがかかりつけ医になることがよくあります。GPは、上気道(鼻からのどまでの部分)の問題の初期兆候を特定する重要な役割を担っています。耳鼻咽喉科医、睡眠専門医、摂食専門家、言語聴覚士、筋機能療法士の必要性を最初に認識するのは、そのGPかもしれません。また、ADHDの兆候や、睡眠関連疾患のスクリーニングが必要な子どもをみつけられるかもしれません。

子どもたちは十分に眠ることができているのでしょうか？　目覚めはすっきりしているのでしょうか？　質の高い睡眠はとれているのでしょうか？　と、親は心配します。どれが欠けても危険信号なのです。

GPは早期に介入することで、すべての人を救うことができます。しかし、睡眠医学はまだ新しい医学分野であるため、睡眠と気道に関連する障害は、すべてのGPが注目しているわけではありません。睡眠の問題にいち早く気づき、専門家に紹介してくれるGPはたくさんいますが、多くのGPは「待って様子をみる」というアプローチをとっています。しかし、いつまで待てばいいのでしょうか？

だからこそ、すべての疾患を含め、呼吸の異常につながる危険信号に親が気づくことが重要なのです（第3章、83ページ参照）。親として積極的に行動することで、さらに調べたい危険信号があれば相談し、適切な専門家を紹介してもらえるよう、GPに依頼することができるのです。

GPと並んで、小児科看護師も定期健康診断ですべての就学前児童と接しています。彼女らは初診時に子どもの睡眠中の状態を簡単にスクリーニングし、適切な睡眠時間と質のよい睡眠をとっているかどうかをチェックする最適な立場にあります。その際に必要なことは、「年齢相応の睡眠をとっているか」「ぐっすり眠れているか」という2つの簡単な質問だけです。

■小児科医

小児科医は、乳幼児や子ども、10代の若者の健康に携わっています。患者の身体的・精神的・情緒的なケアを行い、けがや急性・慢性の健康問題、生理的・心理的な成長、発達の悩みを抱える子どもたちの治療も行います。GPと同様、多くの子どもたちと最前線で接し、睡眠の問題や気道の症状などを把握する重要な役割を担っています。睡眠と気道に関連する睡眠障害の危険信号が出るような症状の基礎診断に役立つことでしょう。この場合も、睡眠と気道の健康状態を調査するために、彼らに助けを求めることができます。

小児科医は、睡眠関連疾患による行動障害や発育障害を持つ子どもを最初に診察する専門医である場合があります。SDBのリスクを高めるような疾患を生まれつき持っている子どももいて、親は他の何よりも小児科医のアドバイスを優先することが多いため、そのような子どもの治療は小児科医の診断に頼ることになります。

たとえば、母乳育児に悩む乳児を最初にみるのは小児科医であり、哺乳に影響を及ぼす筋緊張の低下や舌小帯異常による舌の運動制限といった特徴を特定できるかもしれません。その場合、母乳育児をサポートするために国際認定ラクテーション・コンサルタント(IBCLC)を紹介したり、口輪筋の機能を向上させるために筋機能療法士を紹介したりすることが理想的です。しかし、睡眠医学はまだ比較的若い分野であり、口腔筋機能学は新しい分野であるため、これらの考えを小児科医は気に留めないかもしれません。

ジュディス・オウエンス博士は「精神・神経発達障害の評価のために来院するすべての子どもは、日常的に不眠症と睡眠関連疾患の評価を定期的に受けるべきである」と提案しています[203]。また、親として適切な紹介先を依頼するために小児科医と危険信号について話し合うことができます。

■睡眠専門医または小児睡眠専門家

睡眠専門医または専門家は、お子さんに睡眠検査(PSG)が必要かを判断します。また、身体検査や血液検査など他の検査も行います。アクチグラフ(1週間の休息と睡眠サイクルを追跡・測定するモニタリングシステム)を提案することもあります。

203 Owens, 'Comorbidity of Insomnia'.

睡眠関連疾患を診断する検査は、一晩にわたって行われます。

睡眠関連疾患を診断する検査は、一晩にわたって行われます。鼻の下に小さなプラスチックのチューブを入れることで空気の流れを、胸とお腹に2本のゴムひもをつけて呼吸を、指にセンサーをつけて酸素を、皮膚にセンサーをつけて二酸化炭素を、上唇の上に別のプラスチックセンサーをつけて口からの呼吸を、それぞれ測定します。すべてのセンサーはコンピューターに接続され、コンピューターがデータを測定し、睡眠中に何が起こっているかを示すグラフを作成します。子どもたちは親と一晩そこで過ごすので、子どもが楽しめる空間にするために、パパドプロス博士のクリニックでは、モンスターズ・インクのサリーを飾っています[204]。

なぜ睡眠検査やさらなる評価が必要なのでしょうか。スクリーニング用の質問票は非常に有用ですが、診断まではできないため、さらなる評価の必要性を示すものにすぎません。睡眠検査はその評価を行うものです。睡眠に関する深刻な問題がある場合は、睡眠専門医に相談し、原因を究明する必要があります。あえぎ声、息苦しさ、いびきがひどい場合は、医学的な検査が必要です。

睡眠検査にはいくつかの欠点があります。PSGは家庭で行われるものではないため、子ども(と親)にとって難しく、子どもはよく動くため、正確な検査を行うことは難しいとされています。検査機器は高価なため手軽にはできません。そのうえ、検査が必要な子どもの数は、検査ができる人数をはるかに超えているのです。専門家は家でもできる正確な検査方法を考え出そうと懸命に努力しています。そうすれば、より多くの家族が簡単に検査を受けられ、家族にも医療制度にもストレスと経済的負担が減るからです[205]。持続陽圧呼吸療法(CPAP)の発明者であるコリン・サリバン博士は、PSGに代わる方法としてSonomatという有望な家庭用検査用睡眠マットを開発しました。Sonomatは現在診断の指標とされている測定基準を用いて、子どものSDBを正確に診断します。さらに、子どものSDBをわ

204 'Paediatric Sleep Medicine and ENT at St George Private Hospital', video published July 28, 2016, https://www.youtube.com/watch?v=-U0dBOLLQ8c.

205 Gozal, 'Pediatric Sleep Apnea: Clinical and Diagnostic Aspects'.

かりやすく説明するために、部分的に気道閉塞している状態を定量化することができます[206]。正確な家庭用検査を提供し、検査の待ち時間とコストを大幅に削減することを目的として、Esprit Novaなどの家庭用睡眠検査機器が開発され、現在臨床試験が行われています。

とはいえ現在においては、PSGが睡眠中の状態を正確に判断するためのゴールドスタンダードです。正確な検査は非常に貴重であり、その結果をもとに治療法が決定されます。

精密検査の結果、お子さんが睡眠関連疾患、または習慣や環境が原因だと診断された場合、睡眠専門医がお子さんに適した治療法を提案します。CPAP、薬物療法、栄養補助食品などが必要かをアドバイスすることもあります。また、寝るときの姿勢や、その他多くの睡眠衛生についてアドバイスしたり、行動やルーティンを改善するために心理学者など他の専門家を紹介することもあります。手術が必要な場合は関連する専門医を紹介したり、上あごの拡大が有効であると考えられる場合は歯科医師や矯正歯科医を紹介することもあります。また、耳鼻咽喉科、内分泌系、遺伝学などの専門家に紹介することもあります。睡眠関連疾患の管理には、基礎疾患を含む多くの専門家が関与しています。

■歯科医師

小児歯科専門医は、乳幼児期から10代までのお子さんのお口の健康を専門に扱う歯科医師です。小児歯科医は、小児期のさまざまな段階において、乳歯、歯茎、お口をケアするための経験と資格を持っています。

理想的なのは、歯が生える前から歯科医師が赤ちゃんの歯と口腔ケアのためのスクリーニングに関与することです。しかし、ほとんどの親は、子どものために早期に歯科健診を受けようとは考えていません。私が出会った多くの親は、幼稚園に入り始めるタイミングで子どもの歯の検査をしています。

歯科医師の中には気道の検査と治療に積極的な人もいて、子どものあごの成長が順調でない場合には、口腔習癖の早期矯正や早期拡大を提唱しています。口、あご、歯は気道の入り口であり、気道複合体の重要な部分であることから、アメ

206 Mark B. Norman, Sonia M. Pithers, Arthur Y. Teng and Karen A. Waters, ‘Validation of the Sonomat Against PSG and Quantitative Measurement of Partial Upper Airway Obstruction in Children With Sleep-Disordered Breathing’, Sleep 40, no. 3 (2017), https://doi.org/10.1093/sleep/ zsx017.

リカのバージニア州のフェリックス・リャオ博士は、歯科医師のことを「歯をみる医者」ではなく「口をみる医者」と語っています[207]。

歯科医師は、SDBや閉塞性睡眠時無呼吸(OSA)の症状に対する気道のスクリーニングをすると同時に、口や顔の成長、そしてそれが気道に及ぼす影響を特定することができます。すべての人が使用するわけではありませんが、歯科医院には気道計測機器が備わっていることがあり、気道の成長が順調かどうかを確認するため、あごの幅と高さを測定することができます[208,209]。何らかの症候群や病態とは関連がなくても、気道に影響を与える形質や成長パターンがあるのです。しかし、気道の撮影にレントゲンを使用することは、放射線の関係で躊躇する医師も少なくありません。そのため、主にCBCT(低放射線量3Dスキャン)を使用することになりますが、すべての歯科医院で利用できるわけではありません。

歯科医師は、SDBやOSAの症状に対する気道のスクリーニングをすると同時に、口や顔の成長、そしてそれが気道に及ぼす影響を特定することができます。

歯科医師は、交叉咬合、上あごの形状、顔の形、歯ぎしりや口呼吸の所見、舌の圧痕のような組織損傷などの悪い噛み合わせ(不正咬合)に関する危険信号も調べます。歯科医師は、これらすべてを見極めることができます。子どもによっては、気道を改善するために不正咬合の矯正やあごの拡大が推奨され、歯を並べるスペースを作るためにあごを広げる器具を装着することもあります。

また、歯科衛生士もお口や気道の健康状態を最前線でみる存在です。一般歯科や矯正歯科では歯科衛生士も口腔健康チームの一員であり、お口や歯周組織の健

207 Felix Liao, Six-Foot Tiger, Three-Foot Cage: Take Charge of Your Health (Carlsburg, CA: Crescendo Publishing, 2017).

208 Shirley Leibovitz, Yaron Haviv, Yair Sharav, Galit Almoznino, Doron Aframian and Uri Zilberman, 'Pediatric Sleep-Disordered Breathing: Role of the Dentist', Quintessence Int 48, no. 8 (2017), https://doi.org/10.3290/j.qi.a38554.

209 Chad M. Ruoff and Christian Guilleminault, 'Orthodontics and Sleep-Disordered Breathing', Sleep and Breathing 16, no. 2 (2011), https://doi.org/10.1007/s11325-011-0534-9.

康をあらゆる面からサポートしています。中には、筋機能の訓練と原則を学び、その技術を習得している人もおり、気道や睡眠の問題のスクリーニングとその後の口腔筋機能療法において重要な役割を果たすことがあります。

お子さんの気道の問題が指摘された場合、気道に重点を置いた歯科治療と筋機能療法士との連携は構造と機能の両方に作用するため、すばらしい組み合わせと言えます。つまり、歯科医師と筋機能療法士がチームとなるのです。また、耳鼻咽喉科医と歯科医師がチームを組むこともあれば、整体師が関わる場合もあります。

■矯正歯科医

矯正歯科は、不正咬合などの顔面および歯列不正の予防、診断、治療を目的とする歯科の専門分野です。しかし、その目的は単に歯並びをきれいにするだけではなく、気道を十分に発達させることも目的としています[210]。

多くの人は、理想的とはいえない頭や顔の骨格を持って生まれてきており、気道を広げるには、あるべき状態にするためのサポートが必要です[211]。上あごを広げたり前に出したりするための拡大装置が用いられ、気道の問題を軽減することができます(ジリアンがそうでした)。これは万能ではなく、すべての人に適応となるわけではありませんが、一部の人には重要なことでしょう[212]。

OSAの評価と治療の重要性を認識している歯科医師と矯正歯科医もいますが、中には自らがSDBの予防にどれだけ適している存在かをまだ認識していない人もいます。歯科矯正学では、健康な噛み合わせの形成、安定、維持における口腔筋の役割を提唱する矯正歯科医もいれば、そうでない矯正歯科医もいて、両極端に分かれています。また、睡眠関連疾患に対して、矯正歯科医が最前線に立つことを提唱している人もいて[213]、その考えは非常に理にかなっています。

すべての歯がきれいに並ぶスペースを作るために幼少期から顔を適正に成長さ

210 Chad M. Ruoff and Christian Guilleminault, 'Orthodontics and Sleep-Disordered Breathing', Sleep and Breathing 16, no. 2 (2011), https://doi.org/10.1007/s11325-011-0534-9.

211 Sheldon et al., Principles and Practice of Pediatric Sleep Medicine.

212 Macario Camacho, Edward T. Chang, Sungjin A. Song, Jose Abdullatif, Soroush Zaghi, Paola Pirelli, Victor Certal and Christian Guilleminault, 'Rapid Maxillary Expansion for Pediatric Obstructive Sleep Apnea: A Systematic Review and Meta-Analysis', The Laryngoscope 127, no. 7 (2016), https://doi.org/10.1002/lary.26352.

213 Ruoff and Guilleminault, 'Orthodontics and Sleep-Disordered Breathing'.

せるには、矯正歯科がどのように貢献できるかを研究する必要があります。矯正歯科医が就学前の子どもをみることはほとんどなく、多くは高校生になるまで治療をしませんが、幼少期からあごを成長させることや気道の健康の大切さを理解している先生たちであれば、この治療方針は時間とともに改良される可能性があります。

このことを考えると、お子さんの気道の問題が矯正歯科治療によって改善されるかどうかは、高校入学まで待たずに積極的に判断したほうがよいでしょう。思春期になる前に、気道の健康とその発達を優先してくれる矯正歯科医をみつけるようにしましょう。筋機能療法士や歯科医師が、気道に配慮した矯正歯科医院を探す手助けをしてくれるかもしれません。

矯正歯科医または歯科医師は、口腔機能、健康、みた目を改善または維持するために歯の修復と被せ物を専門とする補綴専門医を紹介するかもしれません。補綴専門医は、歯の欠損や外傷による歯の喪失が原因で気道が損なわれている子どもにとって、重要な役割を果たすことがあります。歯の健全性を維持することは、骨とあごの構造を維持するのに役立つため、32本の歯を揃えることを目標にするのがよいでしょう。クーレン・デ・フリース症候群の9歳のエマは、歯の画像診断の結果、7本の歯がないことがわかりました。これはあごの成長と発達に大きな影響を与えてしまいます。エマのあごの発達と口腔機能を補助するには補綴専門医の助けを必要とします。

歯科チームの口腔設計士としての補綴専門医の役割は、患者にもっとも包括的なケアを提供するために、治療計画を立て、歯科および医科の専門医と治療手順を共有することです。

■耳鼻咽喉科医

耳鼻咽喉科医は、SDBの根本的な原因を特定するために精密な診断を行っています。顔の正面から喉頭まで、子どもの上気道全体を観察し、上気道の閉塞や障害の可能性を探ります。これは、子どもが起きているときでも、眠っているときでもできるものです。

気道を専門とする耳鼻咽喉科医は、以下を考慮します。

・あごの大きさや形
・気道の腫れ、炎症、閉塞の兆候(扁桃肥大や気道狭窄など)
・歯ぎしりの兆候
・筋機能に影響を与える組織の制限(舌小帯異常など)
・滲出性中耳炎
・逆流やその他の胃腸障害
・アレルギー

問題が確認されたら、耳鼻咽喉科医は薬による治療や外科的治療を推奨し提供することが可能です。「Flo」のような簡単な鼻腔洗浄や、「Breathe Right」ストリップ(鼻腔拡張システム)の使用が推奨される場合があります。これらは、呼吸を大幅に改善することができ、しかも非常に短時間で行うことができます。Floシステムには、子ども用のノズル取りつけ具があります。耳鼻咽喉科では、アレルギーのための薬や、気道の組織の炎症を抑えるための薬を勧められることもあります。

耳鼻咽喉科医は、その結果に応じて、歯科医師、矯正歯科医、筋機能療法士、言語聴覚士を紹介することもあります。

3歳のライアンは内気な性格で、コミュニケーション能力も平均より12ヵ月ほど遅れていました。彼はよく眠れず、夜中に定期的に目が覚め、眠りにつくのに苦労していました。ライアンは口呼吸の習慣があり、いつも鼻が詰まっていたのです。

ライアンが耳鼻咽喉科を受診したとき、耳鼻咽喉科医は毎晩ライアンのベッドの上で猫が寝ていることが気になりました。耳鼻咽喉科医は、寝具ややわらかいおもちゃを熱湯で洗い、ほこりやペットのふけなどのアレルゲンを取り除くことと、寝る前にシャワーを浴びて、その日のうちにアレルゲンにさらされないようにすることを勧めました。こうして、ライアンの気道を確保したのです。4週間後には、気道の健康と呼吸パターンの悪化につながる問題を解決し、ライアンはまるで黄金のような美しさを取り戻しました。結果的に、ライアンの原因は猫ではなく、環境アレルゲンの花粉であることが判明しました。しかし、ペットの動きや音は睡眠を妨げる可能性があるため、子どものベッドでペットを寝かせるのは避けたほうがよいでしょう。

口蓋扁桃(一般的に扁桃腺とよばれる)やアデノイドが気道を塞いだり狭めたりして、睡眠を妨げていると耳鼻咽喉科医が判断した場合は、手術を勧めることがあります。耳鼻咽喉科医は、つねに滲出液で満たされている中耳に対して鼓膜にグロメットと呼ばれるチューブを挿入し、滲出液の排出を行うことがあります。しかし、耳にはのどの奥の筋肉を動かすことで自然に滲出液を出すことができる管が備わっているため、中耳炎に対しては口腔筋機能療法も有効です。耳鼻咽喉科医、筋機能療法士、聴覚訓練士がチームとなり、聴力と中耳炎の定期的なモニタリングを行うとよいのです。

■アレルギー専門医／免疫専門医

鼻づまりや気道の問題の原因を正確に突き止めようとする場合、アレルギー専門医と免疫専門医が検査を実施することで、気道の問題の根底にあるアレルギーが特定されることがあります。アレルギーを発見した場合、子どもたちがよりよい呼吸ができるように、症状を軽減する方法を提供できます。

皮膚プリックテストは、潜在的なアレルギーを特定するためのもっとも一般的な方法です。アレルゲン検査では、疑わしいアレルゲンを少量、皮膚の表面とその直下に注入し、検査するアレルゲンの数に応じて、プリックテストの数を決めます。検査結果が記録された後、看護師はかゆみを和らげるためにステロイド軟膏を塗ることがあります。特定されたアレルギーは、アレルギー専門医の推奨により、鼻腔スプレー、家庭環境におけるアレルゲンの除去、脱感作療法などの方法で治療できます。ライアンのケースのように、アレルゲンを除去することで鼻腔への刺激を減らし、一日を通して理想的な呼吸を促します。そして、睡眠中の気道の開放と鼻呼吸をサポートするのです。

■消化器専門医

胃腸障害が子どもの気道障害に関与していることは珍しくありません[214]。この2つは相互に関連しており、睡眠関連疾患を治療することで胃腸の症状が改善さ

214 V. Khanijow, P. Prakash, H.A. Emsellem, M.L. Borum, D.B. Doman, 'Sleep Dysfunction and Gastrointestinal Diseases', Gastroenterol Hepatol (N Y) 11, no. 12 (2015):817–25.

れ、また、胃腸の病状をコントロールすることで睡眠の質が改善されることがわかっています。

小児消化器専門医は、消化器系、肝臓、栄養の問題を抱えている子どもの診断と治療ができる専門家です。子どものこれらの問題は、大人とはまったく異なることが多いため、小児消化器の専門的なトレーニングと専門知識が重要になります。小児消化器専門医は、新生児期から10代までの子どもたちを治療します。消化管からの出血、乳糖不耐症、食物アレルギーや不耐症、重症または複雑な胃食道逆流症、炎症性腸疾患、短腸症候群、肝臓疾患、急性または慢性腹痛、嘔吐、慢性便秘、慢性または重度の下痢、膵機能不全(嚢胞性線維症を含む)および膵炎、栄養問題(栄養失調、成長障害、肥満を含む)や摂食障害などの問題を診断し治療していきます。これらはすべて睡眠障害と相互関係があります。

■神経科医／小児神経科医

神経科医は、けいれん性発作、熱性けいれん、てんかん、頭部外傷の医学的側面、脳腫瘍、脳性麻痺、筋ジストロフィー、神経筋疾患などの神経系に関わる病気や状態を扱う医師です。これらのいずれかが問題となる場合、かかりつけの医師または小児科医は、神経科医に評価を依頼することがあります。

筋力が低下している子どもは、気道が潰れる危険性があるため、これは睡眠にとって重要です。

筋力が低下している子どもは、気道が潰れる危険性があるため、これは睡眠にとって重要です[215]。筋肉拘縮による痛みを感じている子どもたちは、睡眠が断片化し、中断してしまうことがあります。神経科医は、神経筋疾患、脳障害、脳疾患に関連した睡眠と気道の問題を抱える子どもたちを特定し、治療するのに最適な立場にいます。

215 Guilleminault and Huang, ‘From Oral Facial Dysfunction to Dysmorphism and the Onset of Pediatric OSA’.

■外科医

耳鼻咽喉科医、小児歯科医、小児外科医、口腔顎顔面外科医、矯正歯科医、または頭蓋顔面形態疾患、解剖学的異常、筋緊張異常、遺伝性疾患に対応する専門チームなど、さまざまな外科医が子どもの睡眠チームを構成している可能性があります。頭蓋顔面疾患の子どもたちは複数の問題を抱えており、身体的、精神的、経済的負担を最小限に抑えながら、発達のあらゆる段階を通じて子どもと家族をサポートできるチームの技量や、多くの場合、外科的手術が必要となります。

頭蓋顔面疾患は、摂食、呼吸、睡眠、言語発達の問題につながる顔の奇形を表す、幅広い意味を持つ用語です。例としては口蓋裂が挙げられます。手術は早ければ3ヵ月、通常は12ヵ月までに終了しますが、その後も定期的な発達検査とともに二次手術や追加手術が必要になることがあります。形成外科医、耳鼻咽喉科医、小児歯科医、矯正歯科医、聴覚訓練士、遺伝学者、看護師、心理学者、ソーシャルワーカー、言語聴覚士、作業療法士、理学療法士、栄養士などがチームを組み、病院を拠点に活動することが一般的です。

多分野からなるチームによる早期治療は、これらの疾患を持つ子どもたちにとって最良の発達を促し、促進するものです。身体的な異常を修正することで、不規則な代償行動の発生を最小限に抑え、上気道の成長に最適な条件を最大限に引き出せます。たとえば、狭い上あごを広げたり、舌小帯異常を改善することで、発達に最適な状態をサポートすることができます。

■精神科医

メンタルヘルス問題と睡眠関連疾患には、強い関係があります。精神科医は、メンタルヘルスを専門とする医師です。お子さんの情緒や行動の問題に対処するために、カウンセリングに加えて薬の処方が必要な場合、精神科医が活躍します。精神科医は、鑑別診断を手助けしてくれます。つまり、精神科医は診断が難しい子どものあらゆる症状をみて、症状と一致している病気を判断することができるのです。

お子さんの症状によっては薬物療法が必要な場合もありますが、専門家の医学的なアドバイスに従ったものでなければなりません。市販の薬は短期的な解決策としては魅力的ですが、睡眠の問題を悪化させることがあります。市販の薬は他の問題を引き起こす可能性があるため、適切ではありません。たとえば、睡眠薬を飲ませると目が覚めてしまい(寝入った後)、寝つけないことがあります。また、逆効果で眠れなくなることもあります。

顔、のどの機能、口腔習癖を詳細に評価・診断するのが筋機能療法士です。

■筋機能療法士

顔、のどの機能、口腔習癖を詳細に評価・診断するのが筋機能療法士です。評価と診断が終わると、筋機能療法士はお口の姿勢を正し、顔、口、のどの筋肉の強度、緊張、可動域を改善し、頭と首の姿勢を正し、すべての口腔機能に対処して指しゃぶりなどの有害な癖を取り除くプログラムを作成します。これらの口腔習癖は、お子さんの上気道の健康や睡眠の質への影響と関連するため、検査が必要です。

筋機能療法士は、お子さんの年齢や興味、症状の重さや性質に応じた最適な治療法を考案します。個人差があるので、既存の医学的、歯科的、身体的、行動的な条件と統合するような治療法が考案されます。睡眠の質に影響がある場合、口腔筋機能療法はOSAやSDBのような睡眠関連疾患に対しての重要な補助治療となります[216]。

もし、お子さんが口腔機能に障害があると診断された場合、口腔筋機能療法の出番となります。口腔筋機能療法の目的は、口、顔、のどの筋肉を意識し、コントロールできるようになることです。マイオ・コレクトは、この章の前半で述べた機能への足がかりとなるエクササイズを中心に、初期に集中的にアプローチします。目標は、呼吸、飲み込み、咀嚼の際の正しい筋肉の休息と運動の習慣を身につけ、それが自然にできるように筋肉を訓練することです。この正しい筋肉の使い方が、誤った使い方になっているのです。しかし、治療の最終目標は機能であり、そのためにはただ動かすだけではなく、正しい呼吸や飲み込みといった機能に焦点を当てた口腔筋機能療法が必要です[217,218]。ほとんどのエクササイズは簡単なものですが、毎日の習慣化が必要です。

216 Leila Keirandish-Gozal, ‘Morbidity Related Biomarkers in Pediatric Obstructive Sleep Apnea’, World Sleep Society Conference (Prague, 2017).

口腔筋機能療法は、口呼吸や指しゃぶり、おしゃぶりなどのお口の癖を直すことから始めます。これらが治らない限り、トレーニングをうまく行うことができません。正しい鼻呼吸をするためには、医師の治療が必要なことがあります。また、あごの構造が非常に狭いお子さんの場合、歯科医師や矯正歯科医が介入して上あごを広げる必要がある場合もあります。お口の癖と鼻呼吸が改善されたら、顔、口、のどの一連の基礎動作を行い、筋肉への認識とコントロールを高めます。

もし、筋肉の再トレーニングの妨げになっている他の構造的な問題がある場合は、医学的な介入(アレルギーの治療、口蓋扁桃やアデノイドの除去、舌小帯異常の治療など)も必要になることがあります。筋機能療法士は、このような問題に対して最適な施術者を紹介してくれます。しかし、グロメット、アデノイド切除、扁桃摘出術、舌小帯切除術などの医療的介入が必要な場合でも、手術の前後には、口、顔、のどの筋肉の機能を改善するために、一定期間筋肉の再トレーニングが必要となります。

マイオ・コレクトは、問題の有無を判断するのに役立つこともあります。私はクリニックで、舌の動きが非常に制限されているケースを数多くみてきましたが、マイオ・コレクトプログラムの後、舌は正常な機能を獲得することができました。このため、外科的手術の必要性については、結論を急がないことが重要です。ときには、外科的な解決策を提案する前に、長い期間の評価が必要なこともあるのです。

217 Heather M. Clark, 'Neuromuscular Treatments for Speech and Swallowing', American Journal of Speech-Language Pathology 12, no. 4 (2003), https://doi.org/10.1044/1058-0360(2003/086).

218 Heather Clark, 'Motor Learning and Neuromuscular Principles: Applications to Myofunctional Disorder', in The 1st AAMS Congress, (Los Angeles, 2015).

「毎日少しずつ、少しずつ」と言っています。このようにして、私のクリニックでは子どもたちが筋肉の正しい動かし方を学び、上手になるのです。

マイオ・オプティマイズとマイオ・コレクトの目標は、呼吸、咀嚼、飲み込み、安静時のお口の姿勢を良好にすることで、頭と顔の成長を支え、咬合を維持・安定させ、歯の健康を促進し、気道の発達と機能を最適化させることにあります。これらの新しいスキルは、一夜にして身につくものではありません。エクササイズはすぐに習得できますが、新しい方法で噛む、飲み込む、呼吸することを学ぶには、楽器を習得するのと同じように、6ヵ月から12ヵ月の継続的な取り組みが必要です。私のクリニックでは、「毎日少しずつ、少しずつ」と言っています。このようにして、私のクリニックでは子どもたちが筋肉の正しい動かし方を学び、上手になるのです。

筋機能療法士とは、口腔筋機能療法をさらに勉強し、トレーニングを積んだ言語聴覚士、歯科衛生士、理学療法士、作業療法士などを指します。歯科医師、矯正歯科医、その他の医療従事者も、口腔筋機能療法の理解を深めるためにトレーニングを受けますが、実際に直接治療を行う人はごくわずかです。筋機能療法士の経験や得意分野によって、治療範囲や発声、発音の分野にもアプローチするかどうかが決まります。たとえばこれらの分野は、言語聴覚士の業務範囲には含まれますが、理学療法士や歯科衛生士には含まれません。

筋機能療法士にはさまざまなスキルがありますが、その能力を臨床に活かすための世界基準を作ろうとする動きが活発に起こっています。

■呼吸の専門家

多くの場合、呼吸の癖を直すには専門家の助けが必要です。睡眠時、日常生活時、運動時などのあらゆる場面で健全な呼吸パターンを身につける必要があります。

筋機能と呼吸の再教育は、気道の問題や気道が狭くなっていることで起こる睡眠関連疾患の管理に密接に関係します。

呼吸の専門家がいれば、正しい呼吸を教えてくれることでしょう。ビューテイコ呼吸法は呼吸の再教育システムとして有名で、口呼吸などの呼吸習慣を修正するのに役立ちます[219]。筋機能療法士の中には、呼吸の専門家としての訓練を受け、口腔筋機能療法と同時に呼吸の矯正を行うことができる人もいます。筋機能と呼吸の再教育は、気道の問題や気道が狭くなっていることで起こる睡眠関連疾患の管理と密接に関係します。また、多くの医療従事者が、ビューテイコ呼吸法を治療の選択肢のひとつとしており、世界中で多くの訓練を受けた呼吸の専門家がいます。お子さんのために、そしてご家族全員のためにも、さまざまな患者をみてきた経験があり、お子さんの上気道の健康を守るために他のチームメンバーとも協力できる人を選ぶとよいでしょう。

呼吸をよい状態に再教育することは、習慣の再教育ほど簡単ではないかもしれません。そのため、呼吸がうまくいっていないことに関連する医学的な要因があるかどうかを明らかにすることが重要です。たとえば、鼻ポリープや鼻中隔湾曲症があったりすると、解剖学的な制限から呼吸がうまくできなくなり、いくら呼吸の再訓練を行っても改善されないことがあります。この場合は呼吸の専門家よりも、まず耳鼻咽喉科医の介入が必要になります。

■言語聴覚士

言語聴覚士は、コミュニケーションと嚥下障害の診断と治療を行います。その範囲は非常に広いのですが、医科歯科の専門家と連携する場合は、上気道の機能に重点を置いています。

言語聴覚士は、新生児集中治療管理室(NICU)などの病院で赤ちゃんの気道の

219 'The Complete Buteyko Method For Children and Teenagers', Buteyko Clinic International, accessed January 1, 2018, http://buteykoclinic.com/buteykochildren.

発達や機能に関わることもあり、医学的に問題のある赤ちゃんや子どもの摂食・嚥下障害の診断や治療を行います。子どもによっては、口や顔の発達を助け、摂食・飲み込みを改善し、安全に食べたり飲んだりできるように、口腔運動療法のようなアプローチを用いた治療が行われます。このような場面でもっとも重視されるのは、安全な栄養摂取です。

また、子どもが取り組みやすいペースと難易度で口腔筋機能療法を始める絶好の機会でもあります。言語聴覚士の中には、筋機能療法士としての訓練を受けている人もいます。このような人は、上気道の健康と発達を最適にするために、医科や歯科の専門家と緊密に連携し、チームで取り組むことができます。興味深いことに、言語聴覚士の役割は、患者が安全に飲み込めるようにすることであり、気道を一時的に塞ぐことができるようにすることです。一方、睡眠中の呼吸を改善する場合は、気道を開く役割を担います[220]。どちらも健康にはかかせません。

ブラジルでは、口腔筋機能療法の訓練を受けた言語聴覚士(SLPs)が、気道に関連する睡眠関連疾患の患者さんの管理において非常に重要な役割を果たしており、「気道を広げる」ための治療法を提供しています。これは、非侵襲的で教育によって呼吸を治療する方法です。ブラジルのSLPsはこの仕事をするための公的な資格を取得しており、世界中の言語聴覚士が注目しています。

220 E. Bianchini, 'Pathways to Update Standards of Care: How Myofunctional Therapy Works in OSA', AAMS workshop, pre World Sleep Society Conference (Prague, 2017).

言語聴覚士は生まれたときから子どもたちに関わっているので、睡眠関連疾患の兆候、とくに気道に関連する兆候にいちばん最初に気づく立場にいます。

言語聴覚士は生まれたときから子どもたちに関わっているので、睡眠関連疾患の兆候、とくに気道に関連する兆候にいちばん最初に気づく立場にいます[221]。さらに、すべての言語聴覚士が気道の重要性を理解しているわけではないのですが、この考えは徐々に広まりつつあります。

■作業療法士

作業療法士(OT)は、手指の運動技能や手と目の協調性などの子どもの発達の指標を達成できるよう支援します。また、子どもたちの正常な発達と学習を促すために、両親や保護者を教育し、一緒に目標達成できるように協力していきます。

早期発達が損なわれている子どもや障害のある子どもは、包括的なケアの一環として作業療法士の意見を聞くことが重要です。繰り返しになりますが、OTは小さな小さな赤ちゃんと生まれたときから関わっているため、とくに気道に関連する睡眠の問題の兆候や症状を特定し、指摘する最前線の立場にいるのです。

■理学療法士

小児理学療法は、子どもの運動と姿勢の評価、診断、治療を行い、上気道の健康と機能に重要な頭と首の姿勢を含め、成長期の子どもの体の筋肉と関節の機能を最適にすることを目的としています。理学療法士は、子どもの動きや協調性の維持、注意喚起、よい姿勢の習慣づけのために必要な場合があります。

成長期を終えた大人とは異なり、子どもでは継続的に身体的発達をみていく必要があり、小児理学療法士による治療が効果的です。成長期の子どもは、骨の

221 Moore, 'Sleep Disorders are in Your Face'.

成長が筋肉の成長を上回ることがあり、すべての要素を理解する必要があります。小児理学療法士の持つ姿勢、筋膜リリース、呼吸に関するスキルは、気道の問題で睡眠に支障をきたしている子どもにとくに役立つ場合があります。

■栄養士

小児栄養士は、乳幼児から18歳までの子どもたちの栄養プログラムや栄養方針の作成と評価を専門としています。早産児の栄養ケアや、食物不耐性、慢性的なストレス、入眠障害を引き起こす可能性のある食品(お菓子、甘い飲み物、人工香料や着色料を含む食品など)についてのアドバイスなど、さまざまな分野で活躍します。乳製品や小麦など、特定の食品に過敏に反応し、脳が刺激されたり、逆流が起きたりして消化器系を悪くするために、睡眠に支障をきたす子どももいます。また、鉄分や必須ビタミンの不足や、体重の増加が気道に影響を及ぼしている場合もあります。栄養士の専門知識は、このような子どもたちにとって非常に貴重なものでしょう。

■カイロプラクター

カイロプラクティックケアは、快適な睡眠を妨げる筋骨格系の問題に対し、緊張部位を緩めてくれます。多くの家族が定期的なカイロプラクティックケアを選んでいます。もっとも重要なことは、その治療が根本的な原因への対処に役立っているのか、症状が緩和しているのか、ということです。これによって、他に誰があなたの睡眠チームに加わる必要があるかが決まります。

カイロプラクティックの治療には、軟部組織のマッサージや関節の可動域を広げる治療、子どもの背骨へのストレスを和らげ、関節の柔軟性と動きを高めるための調整などが含まれます。肋骨と胸部の柔軟性が低下すると、呼吸の際に胸を膨らませることができなくなります。起きているときは気にならないかもしれませんが、睡眠中に深い呼吸をするために必要なエネルギーが増大し、落ち着きのなさを生み出してしまうのです。

子どもの行動や環境、日課を工夫することで解決できる睡眠の問題であれば、専門的な知識がなくても、親が自力で解決することが比較的簡単な場合があります。

習慣や環境による睡眠の乱れで困ったら

子どもの行動や環境、日課を工夫することで解決できる睡眠の問題であれば、専門的な知識がなくても、親が自力で解決することが比較的簡単な場合があります。ただし、難しい行動の問題にはサポートが必要なこともあります。自分たちだけで解決できない場合は、根気よく、役に立つ行動戦略を教えてくれる健康専門家を探し、サポートしてもらいましょう。これらは確立するのに時間がかかるかもしれませんし、効果が現れにくい子どももいるかもしれません[222]。また、厄介な環境では、第三者によるクリエイティブな考えが必要な場合もあります。睡眠衛生上の問題、ルーティン、習慣、行動、環境などが原因で睡眠に問題があるのであれば、以下の専門家が手助けしてくれるかもしれません。

■睡眠の専門家

睡眠の専門家が子どもの睡眠調査を行い、睡眠関連疾患ではないと判断した場合、行動、習慣、ルーティン、環境に対してアプローチをする必要性についてアドバイスや指導を行います。これはカウンセリングの形で行われたり、小児科医、心理学者、精神科医などの他の専門家を紹介されることもあります。

■心理学者／神経心理学者／行動心理学者／精神科医

私たちはわずかなストレスを慢性的に感じることが当たり前の世界に生きているので、心理学者や精神科医による「デフラグ」のためのスキルについての教えは

222 Sarah Blunden, ‘Behavioural Sleep Disorders’.

役立つことがあります。
「デフラグ」とは、忙しいスケジュールや生活、予期せぬチャレンジから生じる感情的な緊張を解きほぐすことを意味します。
特別支援を必要としたり障害を持つ子どもたちや、慢性的な痛みや重い病気を抱えている子どもたちにも、児童心理学者や精神科医のスキルが役立つことがあります。行動や感情のコントロールが難しいことは、睡眠関連疾患と密接に関係しています。睡眠の問題が解決すると、問題行動や喧嘩が治まることがよくあります(逆もまたしかり)。また、健全でない、あるいは感情が不安定な子どもには、心理的なサポートが有効です。家族の対立や不安がある場合も同様です。このようなとき、大人と同じように子どもも外部のサポートによる恩恵を受けることができます。認知行動療法は、不安やストレスを抱えた子どもたちを助けることができるものとして、広く受け入れられている心理療法です。
子どもの睡眠が損なわれると、問題解決、洞察、集中、自己規制のすべてに問題が生じ、学校でのトラブルが発生する可能性があります。神経心理学者や心理学者は、子どもの能力を詳細に評価することができます。学習の集中力や注意力の問題は、睡眠の問題が解決されれば解決されます。学級担任は、誰よりも早く子どもの睡眠の問題に気づくことができる重要な人物なのです。
前述の通り、精神科医は精神状態の健康を専門とする医師であり、必要であれば薬を処方することができます。

■睡眠コーチ

医学的な問題をすべて解決しても子どもの睡眠行動が改善されない場合は、専門の睡眠コーチが家庭で手助けしてくれるかもしれません。睡眠コーチはたくさんいますが、あなたの家族に合った考え方やアプローチを持つ人をみつけることが重要です。私は、赤ちゃんには、愛と優しさと最大限の敬意を持って睡眠を教えるというトレイシー・ニューベリー氏のアプローチを気に入っています。付録Aでトレイシー氏の知恵をいくつか紹介しました[223]。もし執拗な睡眠不足で疲れ果てて、この状況に親として苦悩しているのなら、トレイシー氏と同様のアプロー

223 Tracy Newberry, 'Teaching Sleep With Love, Kindness And The Utmost Respect', http://www.happybabyandme.com/.

チをとる人や、自分の子育てに関する哲学に合致する人を近くで探してみてはどうでしょう。

■第三者の魔法

第4章で述べたように、「自前の」睡眠コーチ、つまり、なかなか治らない睡眠悪習慣を打破し、新しいルーティンを生み出す手助けをしてくれる家族や友人を持つのもよいでしょう。

■保育従事者

多くの保育従事者は、子どもとそのおふざけを管理する特別なコツを持っています。ベビーシッターやお手伝いさんなど、信頼できる協力者がいる場合は、彼らの力を借りて、睡眠の乱れを解消したり、睡眠環境を整えたりしてみてはいかがでしょうか？　また、保育士や幼稚園の先生など、お子さんの様子をよく知っている人なら、どのようなことが効果的なのか、新鮮な気づきを与えてくれるかもしれません[224]。

■インテリアデザイナー

子どもにとって最適な睡眠環境を整えるために、恥ずかしがらずにサポートを依頼しましょう。お子さんが至福の眠りにつくために、部屋のデザインや睡眠にふさわしい環境づくりのお手伝いが必要な場合には、インテリアデザイナーにお願いしましょう。

■カイロプラクター

カイロプラクターは筋骨格系の問題を解決するだけでなく、成長期の体を支えるために特別に設計されたマットレスや枕を推奨したり、正しい睡眠姿勢をアドバイスしたりすることもできます。

224　Claire Broad, How to Be the Big Person Your Little Person Needs (Sydney, N.S.W.: The OMNE Group, 2015).

赤ちゃんのことで困ったら

■産婦人科医

産婦人科医は、女性に内科的および外科的治療を提供し、とくに妊娠、出産、生殖器系の障害について専門的な知識を持っています。産婦人科医は、妊娠中に呼吸が障害され、SDBまたはOSAのリスクがある母親を特定するのに最適な立場にいます。妊娠中の呼吸が障害されると子宮内の赤ちゃんの発達を損ない、早産につながる可能性があります[225,226]。

理想はリスクのある子どもを胎児のうちに特定することです。上気道の健康の重要性について母親を教育することは、母親自身と発育中の赤ちゃんの呼吸に、より注意を向けるきっかけになるでしょう。胎児エコーは、吸ったり飲み込んだりする動きなど、子宮内の赤ちゃんの動きを評価できます。リスクのある赤ちゃんを出生前に特定することで、出生後できるだけ早く筋肉へのアプローチを開始することができます。

気道の機能が低下した母親から生まれた早産児は、出生時に呼吸したり、吸ったり、飲み込んだりする機能が成熟していません。産科医や婦人科医は、このような問題をできるだけ早期に発見することができるかもしれません。

■新生児科医

新生児科医は、呼吸障害、感染症、先天性異常などの症状を持つ新生児を診断して治療します。早産児や重症の新生児、または手術が必要な新生児のケアを行い、医学的に管理します。

新生児科医は、できるだけ早い時期からリスクのある子どもを選別し、母乳育児を支援するための計画を立て、場合によっては舌小帯切除なども検討する重要な立場にあります。母乳育児が困難な場合は、早期の口腔反射刺激を助け、顔、口、舌、あごの重要な動きを促し強化することを支援できます。

225 Children's National Health System, 'Preterm Infants Have Narrowed Upper Airways, Which May Explain Higher Obstructive Sleep Apnea Risk', ScienceDaily, accessed January 7, 2018, https://www.sciencedaily.com/releases/2017/12/171223134801.htm.

226 Smitthimedhin, 'MRI Determination of Volumes for the Upper Airway and Pharyngeal Lymphoid Tissue in Preterm and Term Infants'.

睡眠時の呼吸の異常は人生の非常に早い時期に発症する可能性があるため、小児期に危険因子を認識して早期に治療を行えば、赤ちゃん、とくに早産児は、気道の健康を保つためにすばらしいスタートを切ることができます。

■小児消化器専門医

小児消化器専門医は、新生児期から10代までの子どもを治療します。187ページで述べたような、さまざまな問題を診断し、治療します。

■ラクテーション・コンサルタント

母乳育児で赤ちゃんの筋肉や顔の発達を促すことがいかに重要であるか、覚えていますか？　母乳育児がうまくいかない場合、国際認定ラクテーション・コンサルタント（IBCLC）は、母親が効果的に母乳育児をできるように支援し、母乳育児を阻害するような問題、たとえば、筋肉の緊張が弱い、哺乳方法が悪い、吸う・飲む・呼吸するの連携が困難、小さな口、舌小帯異常などを特定することができます。

赤ちゃんによっては、生後3〜12ヵ月まで哺乳の問題が表面化しないこともあります。たとえば母親の母乳量が多い場合、哺乳方法が最適でなくても、赤ちゃんは十分な食事をして体重を増やしているため、初期の哺乳障害が隠れてしまうことがあります。

国際認定ラクテーション・コンサルタントは、この時期に必要な哺乳瓶での授乳や他の代替品で赤ちゃんをサポートしてくれます。ボディーワーカーは、姿勢のコントロールと意識の発達を助けるために、非常に貴重な存在です。

■整骨医

オステオパシー（整骨）とは、柔術により頭蓋骨と体の緊張を緩和または除去し、妊娠中や出産中に起こり得る姿勢の乱れを矯正するものです。

赤ちゃんが夜間に目を覚ますのは生理的には正常ですが、ときに他の要素が目覚めを悪化させ、睡眠関連疾患の症状の一因となることがあります。原因としては、悪い頭の位置、頭蓋の緊張、斜頚、逆流や疝痛などの消化器系の障害、舌小帯異常などが考えられます。

オステオパシーの検査は、睡眠パターンを妨げている可能性のある体の緊張を特定することができます。たとえば、神経系が過剰に刺激されて「スイッチを切る」ことができず、眠りにつけない子どもがいます。子どもがリラックスするには日常生活や環境が重要ですが、頭、首、体の筋肉の緊張が、睡眠を難しくしていることがあります。整骨医は、さまざまな治療手技によってこの緊張を和らげる手助けをします。

多くの母乳外来の医師は、母乳育児を確立するために、定期的に整骨医を紹介しています[227]。

■保育従事者

小さな子どもと同じように、多くの保育の専門家は、赤ちゃんの扱い方や眠りを悪くする行動への対処法を知っているため、赤ちゃんの睡眠のルーティンや環境や行動によって引き起こされる睡眠の乱れへのサポートやアドバイスができるかもしれません。行動管理に関する一般的なアドバイスは、非常に貴重です。

■睡眠コーチ

とくに赤ちゃんの場合、新しい睡眠習慣やルーティン、行動を始めるときに専門の睡眠コーチを雇うことは非常に有効です。詳しくは付録Aをご覧ください(217ページ参照)。

■関連する医療従事者

先に述べたように、以下の職業を含めて関連するすべての医療従事者は、赤ちゃんに関する役割を担うことがあります。

・言語聴覚士
・栄養士
・作業療法士
・理学療法士

227 Juliette Herzhaft-Le Roy, Marianne Xhignesse and Isabelle Gaboury, 'Efficacy of an Osteopathic Treatment Coupled With Lactation Consultations for Infants' Biomechanical Sucking Difficulties', Journal of Human Lactation 33, no. 1 (2016), https://doi.org/10.1177/0890334416679620.

これらの医療従事者は、赤ちゃん、とくに医学的に危険な赤ちゃんのケアを定期的に行う医療現場で働いている場合があります。理想は、医療、医療関連、保育のすべての専門家がチームとして、睡眠関連疾患や、習慣や環境によって引き起こされる睡眠の乱れのリスクがあるすべての子どもを特定し、必要な治療を提供することでしょう。さらに、赤ちゃんの気道の発達をもっとサポートするために、口腔筋機能療法の研究がより進んでいることです。

お子さんに合った専門家の選び方

この章の冒頭で出てきたジリアンを覚えているでしょうか？　私たちは彼女の睡眠と気道の問題を調べ、彼女の気道を改善するためにいくつかの治療の選択肢を提示し、両親はその中から治療法を決定しました。しかし、たまたま小児歯科医だったジリアンの家族の知人は、提案したアプローチに反対したのです。そればかりか、ジリアンが自分の患者でないにもかかわらず、治療に対して否定的な意見を記した手紙を書いたのです。

睡眠医学は新しい学問分野であるため、気道障害の診断や治療に関しては、医科と歯科の間で考えが分かれているのが現状です。そのため、専門家を選ぶのも、みつけるのも難しいのです。

しかし、睡眠と気道の健康の重要性を認識する専門医の数は増えつつあります。この傾向は、2017年にプラハで開催された世界睡眠学会学術大会においても明らかで、40人以上の睡眠医学分野のリーダーが、気道に関係した睡眠関連疾患の管理における口腔筋機能療法の役割を認めました。睡眠医学の分野は研究が盛んですが、睡眠の問題を持つ子どもができるだけ早く必要な治療を受けられるようにするためには、ケアに関わるすべての医科と歯科の分野の知識と臨床実践ガイドラインの策定を推進し、そのための研究がなされることです。あなたの家族に適した専門医や専門家チームをみつけるには、医師、歯科医師、専門家、その他の医療従事者が睡眠医療を視野に入れているか、その考え方や治療方法が子どもの睡眠と気道の必要性に合っているかを確認するだけでよいのです。

お子さんのための医療・福祉サポートチームを探す場合、すでに抱えている睡眠と気道の問題に対する懸念や危険信号を確認する好機となります。そのため、どのようなことが心配なのか、なぜアドバイスが必要なのかを説明する必要があります。

以下の質問は、あなたの担当医が「睡眠と気道に関心があるのかどうか」を見分けるために役立ちます。電話で問い合わせる際や、定期的に医療機関を受診する際に質問してみてください。もしかかりつけ医や小児科医に専門医や提携先を紹介してもらう場合は、まずこれらの質問をするとよいでしょう。これらの質問すべてをするのではなく、受診する相手や受診の理由に応じて、ひとつかふたつ選ぶとよいでしょう。

質問をする前に、「睡眠時間が短い／目覚めが悪い／疲れているようにみえるので心配なんです」と言って、思いを打ち明けてもよいでしょう。

- 「そちらのクリニックでは、睡眠のスクリーニング質問票を使用していますか？」
- 「そちらのクリニックでは、睡眠の質と量の両方を考慮していますか？」
- 「ADHDのような症状がある場合、睡眠の問題はスクリーニングされますか？」
- 「そちらのクリニックでは、睡眠または気道の診断に役立つ他の専門家と連携したり、紹介したりしていますか？」
- 「PSGは可能ですか？　または、正確な自宅での検査が可能ですか？」
- 「(歯科医師または矯正歯科医にみてもらっている場合)歯、あご、気道の健康状態も含めて評価していますか？」
- 「睡眠や気道の問題に対して早期治療を行いますか、それとも経過観察を勧めていますか？」
- 「睡眠に問題がある子どもをみる場合、睡眠と気道チームには他にどのような人がいますか？　耳鼻咽喉科？　歯科医師？　アレルギー専門医？　心理学者？　筋機能療法士？」
- 「あなたのクリニックで診察できなければ、睡眠と気道の問題を解決するために誰か紹介してもらえますか？」

歯科医師や医師、その他の医療従事者が、あなたが懸念している危険信号について考慮してくれると感じられたら、それはあなたの家族に「ぴったり」な人だということです。

専門チームとの連携

専門医や専門チームと連携していれば、子どもの睡眠関連疾患や、習慣や環境によって引き起こされる睡眠の乱れへの対処を助けてくれるでしょう。

しかし、どんなに優れた専門家チームであっても、お子さんのチームにとってもっとも重要な存在、すなわちライフセーバーのリーダーはあなた自身なのです。自覚を持って積極的に行動することで、問題を早期に発見し、長期的な障害に発展する機会を回避することができます。専門家は、どのような行動をとるべきか、どのようにその行動をとるべきかをアドバイスしますが、その多くは家庭での管理とフォローアップに委ねられます。

ハリーが6歳のとき、彼の母親が私のところにやってきました。ハリーの筋機能的な問題は、ハリーが眠れないことと関係があり、日中の行動や性格特性に関係しているかもしれないと考えたのです。彼女は賢く観察力があり、実際、それが正しかったことがわかりました。ハリーの筋肉は弱く、あまりよい状態とは言えませんでした。彼は口呼吸で、2歳の頃からいびきをかいていました。上あごがとても狭かったのです。

ハリーは8週間の口腔筋機能療法のプログラムに参加しました。最初は筋肉が動かずなかなかうまくいきませんでしたが、あっという間に上達しました。ハリーの家では家族全員が同じトレーニングをやっていました。ハリーの母親は家族全員を巻き込むのがとても上手で、新しい咀嚼、飲み込み、呼吸のパターンが、家族全員にとって当たり前になっていました。「ウォーター・トラップ」というエクササイズでは、それまで10歳の男の子による16分間保持という記録が最高だったのですが、ハリーは18分間保持し、クリニックの記録を破りました。10歳の男の子が持っていた16分の記録をです！　水を口の中にためておくにしては、とても長い時間です。彼は他の記録もどんどん破りました。ハリーは本当にチャンピオンになったのです！

たった8回のクリニックでの治療と自宅での練習で、ハリーの夜間と日中の症状の85％が消えました。ハリーは自分に自信を持てるようになり、この成果をとても誇りに思っています。しかし、私たちの役目はこれで終わりではありません。新しい習慣を安定させるために、定期的なフォローアップが必要なのです。さらに、舌の運動制限、アレルギー、上あごが狭いなどの可能性があるため、医科と歯科のフォローアップも必要でした。

ハリーと同じような悩みを持つ子どもはたくさんいます。しかし、誰もが家庭での練習でこれほどよい成果を上げているわけではありません。家の中は混沌としており、口腔筋機能療法を行うことは難しいかもしれません。その結果、上達が遅くなってしまうのです。多くの子どもや家族は、新しい習慣やスキルを日常生活に完全に取り入れるのに12ヵ月ほどかかるといわれています。しかし、ハリーは家族全員が参加することでどうなるかを教えてくれました。すべてのトレーニングを彼らはとても楽しんでいたのです。

お子さんが質の高い深い眠りと最適な気道の健康を手に入れられるようサポートすることで、お子さんの人生に大きな影響を与えることができるのです。

もちろん、子どもの気道の健康は、栄養、運動、ストレス、汚染物質への曝露など、他の要因にも大きく影響されます。エピジェネティクス(遺伝子の発現に影響を及ぼす、私たちがコントロールできる生活習慣の要素)を覚えていますか？　これらの要素をうまく管理し、睡眠を優先させることで、子どもの将来を変えることができるのです。私たちは遺伝子を受け継いでいますが、顔の形態や気道の発達に影響を与えることができます。どのようなことができるのか、どのような専門家が助けてくれるのかを知ることで、あなたはお子さんのライフセーバーとしてすばらしい立場に立つことができます。お子さんが質の高い深い眠りと最適な気道の健康を手に入れられるようサポートすることで、お子さんの人生に大きな影響を与えることができるのです。

ビーチには、つねに複数のライフセーバーがいます。他の人が交代で「見張り」になり、お子さんのケアにさまざまな形で貢献することができます。子どもたち(そしてご家族)一人ひとりのニーズは異なるため、とくに症候群と診断されたり、障害を持つ子どもたちには、より大きなチームが必要となる場合があります。医療チームは、お子さんの睡眠を最適なものにするため、あなたと一緒になって考えます。しかし、親であるあなたのライフセーバーとしての役割は継続されます。専門家チームからのアドバイスを一貫して徹底的に取り組むことで、子どもは最高の改善を遂げることができます。このライフセーバーとしての役割を果たし、睡眠と気道を正しく機能させることで、子どもの神経系や健康、成長、発達のあらゆる側面に大きな影響を与えられます。健康で幸せな人生を送り、IQを最大限に発揮できるようにすることで、最高の姿へと成長させることができるのです。

おわりに
～次にできること～

「子どもたちの睡眠力を高めることで、
よりよい世界を作ることができます」

ロザリー・シルベストリ博士[228]

私たちはここまで、睡眠に問題を抱える子どもたちが払う真の代償を明らかにし、睡眠と気道のライフセーバーになる方法を学びながら、ともにすばらしい旅を続けてきました。本書で紹介されているアドバイスを実践し、専門家と協力すれば、子どもの睡眠、そして人生はどんどんよくなっていくはずです。睡眠はとても重要で、それは親も同じなのです。

では、次に何ができるでしょうか？

親として、私たちの仕事に終わりがないことは承知しています。人生はつねに変化します。子どもは成長し続けているにもかかわらず立ち止まっていては、「子どもの睡眠を改善する」という目標を最終的に達成することはまずないでしょう。そこで、眠れていない段階から脱するために、最後に3つのことを伝えたいと思います。それは、自分自身の睡眠を真剣に考えること、気を抜かないこと、そして伝えることです。

自分自身の睡眠を真剣に考える

間違いなく、子育ては人生でもっとも難しい役割のひとつです。子どもたちがどれだけしっかりしていても、大人と同様に調子がよい日もあれば悪い日もあります。調子が悪い日には、ときに耐えられないこともあります。ですから、子どものライフセーバーになるのであれば、子どもと同じように、あなた自身もしっかり睡眠をとる必要があるのです。

228 Rosalie Sivestri ‘Introduction’, in World Sleep Society Conference (Prague, 2017).

多くの大人は、自分の睡眠を犠牲にしています。国立睡眠財団の2016年の調査により、オーストラリアでは成人の45%が毎晩の睡眠の質や量が不十分であり、日中のパフォーマンスに影響が出ていることが明らかになりました[229]。

眠りを悪くするような行動をしてしまうのは子どもだけではありません。大人は睡眠に対して「我慢する」傾向があります。仕事量の急増、一日にすべてを詰め込みたいという願望、メディアやインターネットに常時アクセスできる状況などにより、人々の睡眠時間はますます短くなり、西洋社会では成人の30%以上が必要な睡眠をとることができていません[230]。

睡眠不足に陥ると、子どもの生活において不可欠なライフセーバーとしての役割を果たすことが難しくなります。

睡眠不足に陥ると、第1章で述べたような疲労、集中力の欠如、不規則な気分、体の痛みなどの症状が現れるだけでなく、子どもの生活において不可欠なライフセーバーとしての役割を果たすことが難しくなります。また、寝かしつけの時間を守ったり、眠りを悪くする行動に対応するといった、子どもの成長をきちんと観察するためのエネルギーや意志も弱くなってしまうのです。

第3章に登場したレイラとベンを覚えているでしょうか？　彼らの母親が書いた質問表の回答をみて、私たちは両親も眠れない日々を過ごしていることを知りました。子どもたちに何を食べさせるか、どのように躾けるかといったことに関して、両親は神経を尖らせることが多かったのです。さらに、両親ともフルタイムで精一杯仕事をしており、出張が多いため、両親のどちらかがいないときでも子どもたちのために日常生活を維持しなければならないという問題も抱えていました。さらに、不安やストレスから睡眠不足に陥り、短気になってしまうことも

229 Robert Adams, Sarah Appleton, Anne Taylor, Doug McEvoy and Nick Antic, 'Report to the Sleep Health Foundation: 2016 Sleep Health Survey of Australian Adults', University of Adelaide, Adelaide Institute for Sleep Health (Adelaide, 2016), https://www.sleephealthfoundation.org.au/pdfs/surveys/SleepHealthFoundation–Survey.pdf.

230 Schoenborn and Adams, 'Health Behaviours Of Adults'.

ありました。

このような親は、子どもの睡眠だけでなく、自分自身の睡眠も優先させる必要があります。睡眠時間が短いのなら、もう少し早く寝るようにして、睡眠時間を確保しましょう。睡眠の質が落ちている場合は、自分の睡眠環境、就寝時のルーティン、体調を振り返ってみてください。睡眠関連疾患と診断されたのなら、最優先で医療機関を受診してください。朝が苦手な人は、自分に合う改善方法を検討し、幸せで穏やかな目覚めと一日の準備をすることができるようにしましょう。自分自身の不機嫌さを最小限に抑えることは、子どもたちや周囲の人にもよい影響を与えます。

睡眠の知識と睡眠衛生のよい見本になることで、子どももよりよく眠れるようになるのです。

睡眠が改善されれば、親として、パートナーとして、ライフセーバーとして、必要な存在になれるだけでなく、子どものお手本になれるという効果もあります。子どもはつねに周りの人から学んでいますが、あなたはその中でもっとも大きな影響を与える存在です。子どもたちは、あなたの言葉よりも、あなたの行動をみて学びます。睡眠の知識と睡眠衛生のよい見本になることで、子どももよりよく眠れるようになるのです。

気を抜かない

状況が改善されれば、親は睡眠の問題による苦痛、苛立ち、絶望をすぐに忘れることができます。それは、出産後の痛みを忘れるようなもので、母親が赤ちゃんに愛情を注ぎ、完全に没頭することで、苦痛をあっという間に忘れてしまうことと同様です。

睡眠を取り戻せば、睡眠不足のトラウマも、疲れ切った子どもとの生活で神経がすり減っていたことも、あっという間に忘れてしまうでしょう。子どもが元気に成長し、潜在能力をフルに発揮して学ぶ姿をみることで、すぐに子どもと楽しく過ごすことができるようになります。きっとそうなるはずです！

しかしご存知のように、あなたの仕事はこれで終わりではありません。あなたはつねに、お子さんの睡眠のライフセーバーであるべきなのです。ですから、お子さんの睡眠がうまくいっているかどうか、ときどきチェックしてあげるとよいでしょう。

過度に心配する必要はありませんが、定期的にお子さんの症状を観察し、よい習慣を失わないようにすることが大切です。チェックリストを冷蔵庫に貼っておいたり、就寝前のルーティン表やシールを活用して、すべてを把握できるようにしておくとよいでしょう。

ときどき第3章の評価表を見直して、改善点や新たな危険信号の有無を確認することも重要です。あなたのお子さんには、まだ睡眠の危険信号がありますか？　一日の睡眠時間は適切ですか？　すぐに眠りについて、静かに眠っていますか？　夜通し眠っていますか？　目覚めは爽やかで、一日中元気に過ごすことができますか？　行動、環境、ルーティンはどうですか？　医科的あるいは歯科的な問題はありませんか？　成長や発達は順調ですか？　お子さんにとって挫(くじ)けてしまうような出来事や乗り越えるべき課題がありましたか？　あるいは、以前の悪い習慣に戻っていたりしませんか？

これらの質問を定期的に繰り返すことで、全員が安定した生活を送れるようになります。

伝える

今あなたが手にしているすべての情報を活用することで、あなたは楽しみながらお子さんの健康と人生の軌跡を見守ることができるでしょう。あなたが手にしているツールで、子どもが最高の状態で成長するためのすばらしい環境を作り出すことができます。子どもたちは未来のリーダーであり、その未来づくりは家庭から始まります。すべての子どもは、毎晩必要な睡眠をとる権利があるのです。

そして、その知識を他の親御さんにも伝えて、子どもたちの明るい未来のために役立てていただきたいのです。周りの子どもたちのためにライフセーバーとなり、子どもの睡眠に悩んでいる親や友人に声をかけてみてください。そして、あなたがどのようにして睡眠不足から家族を救ったのか、それによって家族の幸せにどれだけ大きな変化があったのかを、多くの人々に伝えてください。

「なぜこれまで誰も教えてくれなかったのか」という親の声を聞かない日はありません。

「なぜこれまで誰も教えてくれなかったのか」という親の声を聞かない日はありません。母親としての私自身の経験からも、もし子どもが小さいときから助けてもらえていたら、心労や睡眠時間を大幅に失うことから解放されていたことでしょう。個人的な話ですが、まだ解決されていない健康や教育の問題が多くある世の中において、睡眠の問題を解決することによって、家族の日常生活や子どもの将来の健康や福祉に変化をもたらすお手伝いをすること以上によいことは、今のキャリアではできないだろうと思っています。

そして、経験者が伝えることがいちばんです。アドバイスをするだけではなく、子どもの睡眠を改善するためにあなたが実践したことと、その結果について話してあげてください。相手はアドバイスを受けることに抵抗があるかもしれませんが、あなたのすばらしい話を聞けば、自分の家族にも同じことをやってみようと思うかもしれません。睡眠の真実に世界の目を向けさせましょう！

睡眠に関する新しいアイデアが瞬く間に世に広がる魔法のような瞬間、その転換点に、自分自身がなれるかもしれません。

私は、親のネットワークはすばらしいものだと思っています。子どもたちのためにベストを尽くし、そのためなら何でもするという、そんな母親や父親が世界中にいます。必要なのは正しい情報だけなのです。もしかすると、睡眠に関する新しいアイデアが瞬く間に世に広がる魔法のような瞬間、その転換点に、自分自身がなれるかもしれません[231]。親が協力しあえば、大きな力になるのです。

231 Malcolm Gladwell, The Tipping Point: How Little Things Can Make a Big Difference (London: Abacus, 2000).

それは、ぐっすり眠ることから始まります。

こちらのTEDトークでは、子どもたちが学校や生活でうまくいくための親の役割について詳しく説明しています。
https://www.ted.com/talks/helen_pearson_lessons_from_the_longest_study_on_human_development

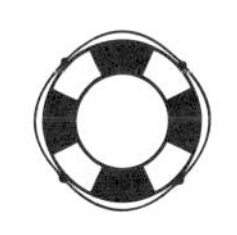

付録

付録A：赤ちゃんのよい睡眠習慣の作り方

「赤ちゃんが眠らないとき、70％の母親は攻撃的な考えや幻想を抱きます」

O.ブルーニ博士[232]

睡眠は赤ちゃんの脳の発達に欠かせないもので、赤ちゃんの記憶力を高め、前日の疲れを癒し、次の日はもちろん、将来への成長に備えるためのものです。また、深い眠りによって成長ホルモン（ソマトメジン）が分泌され、赤ちゃんはすくすくと育ちます。よく眠る赤ちゃんは、幸せな赤ちゃんなのです。

しかし赤ちゃんは、少なくともしばらくの間は、夜中に目を覚まします。新生児や幼い乳児は、頻繁に授乳やおむつ交換が必要なため、一晩中気にかける必要があります。一般的には、生後6ヵ月から12ヵ月になれば一人で夜通し眠れるようになるといわれますが、多くの赤ちゃんは最初の12ヵ月間は夜通し眠れません。最初の1年間は夜間に授乳をすることも珍しくなく、1歳6ヵ月まで続く赤ちゃんもいます。

赤ちゃんがよく眠れないと、赤ちゃんだけでなく家族の絆や両親の精神状態にも影響が出ます。新米ママは疲れ切っていることが多く、赤ちゃんのサポート体制も限られています。また、自分の子どもが育児本に書いてある通りでなかったり、思い通りにならない場合、自分を責める人もいます。必要な睡眠がとれていないときに、体をベストな状態に整え、理想的な親になることは難しいうえ、赤ちゃんも寝てくれないとなると、これはまさに八方塞がりの状態だと言えるでしょう。赤ちゃんが寝てくれないとき、どのように必要な睡眠をとればいいのでしょうか？

232 Bruni, ‘Insomnia: Clinical and Diagnostic Aspects’.

赤ちゃんがぐっすり眠れるようにする方法

赤ちゃんのよい睡眠は、他の人と同じように「質と量」で成り立っています。
24時間の内訳としては、次の表の量が理想とされています。

月齢	必要な睡眠量	
生まれてから2ヵ月	16〜18時間	夜間8〜9時間
		一日を通して7〜9時間の昼寝
2〜4ヵ月	14〜16時間	夜間9〜10時間
		3回の昼寝で4〜5時間
4〜6ヵ月	14〜15時間	夜間10時間
		2〜3回の昼寝で4〜5時間

このようにするにはどうしたらいいのでしょうか？　赤ちゃんの睡眠環境と生活リズムを整えること、そして優しく育てることが大きな助けとなります。

赤ちゃんの睡眠環境

赤ちゃんにとって睡眠は白か黒かのように単純なものではなく、目が覚めてしまう理由は実にさまざまです。赤ちゃんの睡眠を考えるとき、月齢に応じた典型的な睡眠習慣や寝る前のルーティンのようなものを気にするだけでなく、赤ちゃんの睡眠環境を考え、尊重することが大切です。

トレイシー・ニューベリー氏は、赤ちゃんが泣くことなく、優しく愛情を持ってぐっすり眠れるようになることを願って活動している睡眠の講師です。これまで何百人もの親に、赤ちゃんをぐっすり眠れるようにする方法を教えてきました。

「赤ちゃんは環境に無頓着だからどこでも眠れるはず、と思っていませんか？」

あるときトレイシー氏は、あまりよく眠れない男の子の母親を支援したことがあります。赤ちゃんの部屋に入ってみると、その子の悩みの原因はトレイシー氏には一目瞭然でした。その家族は大きな家に住んでおり、赤ん坊の部屋は最上階にありました。その部屋は、床から天井まで大きな窓が壁一面にあり、とても広いところだったのです。赤ちゃんが生まれる前、この部屋は物置として使われていたそうです。しかし、この赤ちゃんは予定よりも早くに生まれたため、両親が部屋を整頓する時間がありませんでした。赤ちゃんが家に来てからはさらに時間がなくなり、部屋は物置のままでした。床にはペンキの入った缶、高く積まれた予備のタイル、隅には工具や建築機材が寄せられており、高いはしごが壁にもたれかかっている状態となっていました。まだハイハイもできないくらい幼いにもかかわらず、周囲に危険なものがたくさんあり、部屋の雰囲気はとても眠れそうにありません。

トレイシー氏は、この赤ちゃんの寝室をもっとよい部屋に移し、風水を使って睡眠に適した環境を整え、ホワイトノイズと遮光ブラインドを導入しました。昼寝と夜間の就寝のルーティンを決め、どちらも簡単にできるようにしました。トレイシー氏と母親は、彼が起きている時間帯を調べ、疲れすぎて眠れなくなる前に昼寝をさせる理想的な時間を探しました。母親は高品質のマットレスと寝具を購入して、部屋の温度を調整し、適切なスリーパーを選んで、寝るときは100%オーガニックコットンの服を着せました。また、おむつが漏れてしまうことがよくあったので、おむつを二重にしました(おむつの漏れが目を覚ます原因となってしまっていたのです)。

この後、この子はまさに赤ちゃんのように眠ったのです！

赤ちゃんがよく眠れるかどうかは、その環境も大きく影響しています。このことは見落とされがちですが、論理的に考えると、大人の睡眠に影響を与えるものはすべて、赤ちゃんの睡眠にも同じように影響を与えるのです。

赤ちゃんの部屋は、穏やかで心地よく、安全で、くつろげる場所であってほしいものです。そのためのヒントを紹介します。

光

光は赤ちゃんの目を刺激して、起きるタイミングを知らせます。窓には遮光ブラインドを使用し、タオルや毛布を丸めて赤ちゃん部屋のドアの足元に置いて、差し込んでくる光を遮るようにしましょう。ベビーモニターなどの電化製品から光が出ていないことを確認し、赤ちゃんの眠りを妨げるような照明にはカバーをかけましょう。

騒音

私たちと同じように、周囲の騒音は赤ちゃんの眠りを妨げます。ホワイトノイズで、日常の生活音や犬の鳴き声、サイレンの音などの屋外の騒音を防ぎ、赤ちゃんの眠りを妨げることがないようにしましょう。

ホワイトノイズは、子宮の音を模倣した反復的な穏やかな音で、赤ちゃんは驚くほど落ち着き、睡眠時間を長くすることができます。子宮の音、心音、扇風機、掃除機、雨の音、海、海岸の音、ドライヤーの音などがホワイトノイズの例として挙げられます。

ホワイトノイズは、昼寝のときや夜中にずっと使用しても有効です。スマホアプリを使ってもいいですし、専用のホワイトノイズマシンを購入するのもいいでしょう。ただし、赤ちゃんの眠りを妨げるような大きな音はNGです。

寝具

私たちは皆、やわらかく快適なベッドの上で眠りたいものです。赤ちゃんのシーツはマットレスの上にしっかりと引かれ、どこもくしゃくしゃになったり、束になったりしていないことを確認してください。ベビーベッドは、丈夫で安定したものを選びましょう。旅行中以外は、トラベルコットに赤ちゃんを寝かせないでください。

高品質のフォームマットレスを購入し、防水マットレスプロテクターでカバーします。シーツは100％オーガニックコットンかバンブーコットンのシーツを使用しましょう。

寝間着

赤ちゃんの寝間着に最適な素材は、100％オーガニックコットンです。通気性がよく、赤ちゃんの肌に優しいうえ、いくつかの工程を経て細菌やバクテリアを除去しているので、ダニの繁殖を防ぐのに役立ちます。

また100％オーガニックコットンは、寝ている赤ちゃんの水分を吸収し、ドライで快適な状態を保ち、体温調節を助けて心地よい感覚を与えてくれます。

睡眠を悪化させる可能性のあるラベルがないことを確認し、タグはすべて切り取ってください。また、室温に合った服装にしてあげましょう。

保護者向けリソース：イギリスのGro Companyでは、室温によって赤ちゃんに何を着せたらよいかを紹介しています。
https://gro-store.com.au/blogs/news/how-to-dress-baby-for-sleep
http://gro.co.uk/what-to-wear/

室温

赤ちゃんの部屋の温度は16〜20°Cが理想とされています。室温に合った服装にさせることは、赤ちゃんの睡眠にとってとても大切なことです。

赤ちゃんの部屋が暖かすぎたり、暖かい服を着せたりすると、メラトニン(睡眠ホルモン)が抑制され、寝つきが悪くなったり、眠りが浅くなったりすることがあります。

とくに赤ちゃんは、大人のように動いて布団を蹴飛ばしたり、ベッドから足を出したりして体を冷やすことができないので、眠ろうとしているときに蒸れたり暑くなったりするのは嫌なものです。また、部屋が冷えすぎるのも睡眠に影響します。

その他の不快感の原因

赤ちゃんは、体のどこかに痛みや不快感を感じていると、なかなか寝つけません。赤ちゃんは逆流性食道炎、湿疹、アレルギー、食物不耐性などに苦しんでいるかもしれず、それらは母親が作る食事や、その他に赤ちゃんが食べている食事から来るものかもしれません。環境アレルギーも、皮膚や上気道、消化器官に不快感を与えることがあります。できるだけ早く症状や不快感を和らげるために、積極的に医療機関を受診することを考えてください。

最後に、赤ちゃんの部屋の準備は早めに始めてください。赤ちゃんが生まれる前に赤ちゃんの部屋が準備されている状態が理想的です。

赤ちゃんの睡眠のルーティン

夜が訪れると、暗闇と静寂に包まれます。赤ちゃんは昼と夜、そして24時間のリズムに慣れ始めます。睡眠環境の改善とともにルーティンを確立することで、生活リズムを整えることができます。

ここでは、赤ちゃんの睡眠ルーティンを改善するためのアイデアを紹介します。

午前中

朝起きたらカーテンを開けて家の中に太陽の光を取り入れると、子どもの脳と体が昼夜の区別をつけやすくなります。

日中

月齢に合った活動を行い、新鮮な空気をたくさん吸って日光をたっぷり浴び、授乳、昼寝、運動など、次に何をするのかをあなたと赤ちゃんがともに理解しやすいように、一日をゆとりのあるものにしてください。

保護者向けリソース：赤ちゃんが疲れ切ってしまう前に、疲労のサインを見抜くようにしましょう。
https://www.facebook.com/HappyBabyAndMe/photos/a.571281069598295.1073741828.570781012981634/1618242978235427/?type=3&theater

お昼寝の時間

お昼寝は必須で、小さなお子さんの疲労のサインを知り、寝たいタイミングで寝かせてあげることがとても大切です。疲れすぎると体内のコルチゾールやアドレナリンといったストレスホルモンが分泌され、寝かしつけが難しくなります。また、寝かしつけが早すぎると、赤ちゃんはまだ十分に眠たくなっていないため、寝つきが悪くなることがあります。

保護者向けリソース
赤ちゃんが起きていられる時間を知ることは、穏やかにお昼寝をするための鍵となります。
http://www.happybabyandme.com/why-knowing-your-babys-awake-time-is-key-to-calm-restful-naps/

赤ちゃんが疲れているサインをみつけることができたら、なるべく刺激を減らし、短いお昼寝のルーティンを決めるようにしましょう。お昼寝のルーティンを決めることで、赤ちゃんはそろそろ寝る時間なのだと理解しやすくなります。将来的に、「遊びモード」から「睡眠モード」へスムーズに移行できるようになり、お子さんが落ち着いて眠りにつけるようになります。

トレイシー氏が教える、お昼寝とお昼寝の間の「起きていられる時間」を、赤ちゃんの月齢別に紹介します。

月齢	覚醒時間
0〜12週	45分〜1時間
12〜16週	1時間15分〜1時間30分
17〜25週	1時間30分〜2時間
6〜8ヵ月	2時間
9〜12ヵ月	3〜4時間
13ヵ月〜2歳半	5〜7時間

保護者のためのリソース：トレイシー氏の睡眠の７つの段階を示した睡眠段階のピラミッド
http://www.happybabyandme.com/sleep-in-the-first-year-whats-normal/

授乳について

成長期の赤ちゃんは、一日のうち少なくとも3時間おきにお腹が空くといわれています。母乳は粉ミルクよりも早く消化するため、母乳育児の赤ちゃんはより頻繁な授乳が必要なことが多いです。寝る前に授乳することでお腹がいっぱいになり、赤ちゃんが落ち着くようになります。また、上手に授乳することで赤ちゃんは眠くなり、眠りにつきやすくなります。

保護者のためのリソース：トレイシー氏のガイド「赤ちゃんがよく眠れるようになる39のヒント」
http://www.happybabyandme.com/free-resources/

赤ちゃんが頻繁に起きて授乳を繰り返している場合、何が問題なのでしょうか。赤ちゃんの睡眠に影響を与え、目を覚まさせてしまう要因には、病気や不快感、室温、環境など、実にさまざまな原因があります。目覚めの原因を突き止めることは、あなたと赤ちゃんの睡眠にとってもっとも重要なことです。夜の授乳回数の目安は、6ヵ月で2〜3回、12ヵ月で3回までです。

赤ちゃんの寝かしつけの準備

寝る前にちょっとしたルーティンを取り入れることで、眠りまでの流れが作られ、次に何が起こるかを赤ちゃんが把握することができるため、一日をきれいに締めくくることができます。

たとえば、お風呂、着替え、マッサージ、抱っこ、お話、子守唄、授乳など、毎日同じステップを繰り返し、赤ちゃんが予測しやすい流れを作っていくことが大切です。

子守唄

子守唄は、睡眠を連想させるのにとてもよい役割を果たします。毎晩同じ子守唄を使うことで、お子さんに眠る時間であることを知らせることができるのです。

寝る前のルーティン

寝る前のルーティンを決めることは、赤ちゃん自身がそろそろ眠る時間だと認識することにつながります。しかし、すぐに効果が現れるとは限りません。赤ちゃんの概日リズム(体内時計)が確立し、昼夜の区別がつくようになるまでには、4ヵ月ほどかかります。

眠りに入る

赤ちゃんの体は光の刺激に敏感です。これをうまく利用して、寝かしつけのルーティンの状況設定をしてあげましょう。

夕食後やお風呂に入る前に家の中を散歩して、赤ちゃんの体を眠りに向かわせるような、落ち着いた雰囲気を作るとよいです。

ブラインドやカーテンをすべて閉め、照明を落として、気持ちを鎮めていきます。パジャマ、おむつ、保湿クリーム、おくるみなど、お風呂から出すときに必要なものがすべて揃っているように、赤ちゃんの部屋をしっかり準備し、部屋は薄暗くしておきましょう。

赤ちゃんが服を着て寝る準備をしたら、電気をすべて消して、授乳をしましょう。授乳することで赤ちゃんは落ち着き、リラックスして眠たくなります。また、満腹になってから眠りにつくことができます。授乳が終わって赤ちゃんが眠くなったら、そっと抱き上げ、ベビーベッドに寝かせます。この時点では、赤ちゃんはまだ眠いだけなので、すんなりと眠り続けてくれるかはわかりません。必要であれば、赤ちゃんの頭や髪、ほっぺたを優しくスリスリとなでるなど、眠りにつく手助けをしてあげましょう。

赤ちゃんが目を覚ますのには、さまざまな理由があります。そのひとつは、赤ちゃんが睡眠退行(脳と体の急成長にともなう睡眠の乱れ)の時期であったり、成長段階の節目を迎えようとしていたりすることです。

赤ちゃんの成長発達は、睡眠にさまざまな影響を及ぼします。そのひとつが、4〜5ヵ月の頃に起こる睡眠退行と呼ばれるものです。この期間は、赤ちゃんが驚くほど大きく発達を遂げる時期で、この時期の睡眠リズムは新生児のときのものに似ています。赤ちゃんはよく騒ぎ、あなたに多くの安心や関心を求めるようになります。夜泣きがひどくなり、不機嫌になり、一日中腕の中にいたがったり、お昼寝がうまくできないなど、最初の1年間でもっとも大変な発達の時期のひとつとなります。

この時期は親にとっては疲れることが多いのですが、赤ちゃんにとってはとても大切な時期なのです。この時期の赤ちゃんは、まるで「目覚めている」かのようになります。眠っているだけの新生児から、五感が高まり、目がみえるようになり、顔や声を認識し始めるのです。あなた以外の気の知れた友人や家族に引き渡されることに抵抗があり、あなたの安心と安らぎを求め、あなたが迎えに来るまで何らかの意思表示をするようになります。触覚はもちろん、動く能力も向上し、言葉や表情でコミュニケーションをとることができるようになります。子どもにとってはまったく新しい世界であり、感覚的に大きな刺激を受け、圧倒されることもあります。このことを理解すれば、赤ちゃんに対する理解、思いやり、共感をより見出すことができ、赤ちゃんの目を通して世界をみることができるようになります。この大きな発達を乗り越えるために必要なすべての愛、安心、安らぎを与えることで、赤ちゃんは多くのことを学び、理解することができるようになるのです。

もうひとつ、親にとって難しいと感じることが多いのが、8〜9ヵ月の分離不安の時期です。分離不安は8ヵ月ごろにピークを迎えます。その後2年間はこの時期が繰り返され、やがて緩和されます。この時期は睡眠に影響が出ることが多く、夜間の睡眠と日中の睡眠の両方で、より安心感と心地よさが必要となります。

夜間断乳

夜間の授乳は静かに行い、照明も必要最低限にしましょう。夜間授乳は18ヵ月までが一般的で、子どもによってはそれ以上することもあります。12ヵ月から18ヵ月の間に夜間断乳を試みてもよいのですが、なかなかうまくいかない場合は、赤ちゃんの発達がまだ整っていないだけかもしれません。数ヵ月後に試してみてください。

兄弟姉妹と赤ちゃんがいる場合の睡眠管理について

すでにお子さんがいる場合、赤ちゃんを迎え入れることは、誰にとっても新たなチャレンジとなります。2人目以降の赤ちゃんは、より多くの騒音や刺激に対応しなければならないことが多く、両親は新しく生まれた赤ちゃんと他の子どもたちの要求を両立させなければならないため、お昼寝はベビーカーや抱っこひもで行うこともあります。このように、幼い子が複数いる場合、より大変なのは間違いないでしょう。しかし、同じようにルーティンや環境を整えることができます。抱っこひもで赤ちゃんを抱っこしたり、ベビーカーでお昼寝させたりすると、みんなで一緒に移動するときに便利です。

下の子がもう少し大きくなって、睡眠のコントロールができるようになるまでは、なるべく流れに身を任せてください。

幼い子にとって人生はとても刺激が多く、起きている状態から睡眠に移行するためにはきっかけが必要です。お昼寝の時間や就寝の時間に、スムーズに眠りにつくことを期待してはいけません。日中の適切な活動を促し、お昼寝の時間や就寝時間のルーティンを決めることで、寝る前に落ち着いてリラックスできる時間を作ることができます。日中の睡眠と夜の睡眠は密接に関係しています。日中の睡眠が良好であれば、夜の睡眠も良好になります。

新米ママと赤ちゃんのためのアドバイス：
これらのアドバイスはトレイシー・ニューベリー氏のブログから引用したもので、彼女はこの他にもたくさんのアドバイスを行っています。その他のアドバイスは、happybabyandme.comをご覧ください。

付録B：子どもの眠りを誘う本の読み聞かせ

寝る前の読み聞かせは、子どもが安心して眠れる環境を整えることができ、日中の課題、不安、悪い気分を落ち着かせることで、子ども自身が感情をコントロールする力を育む手助けをします。

第4章で述べたように、想像力を発揮し、子どもの夢に影響を与えるような独自の物語を作り出すことができると、子どもが現実の問題に直面したとき、対処する力と立ち向かう力を身につけることができるようになるのです。

また、睡眠の問題や、よい睡眠のルーティンを妨げているものを解決するために書かれた本もあります。私がおすすめするお話のリストはこちらです。

Emma Yarlett著：『オリオンとクラヤーミ』(イギリスサリー州：Templar, 2015)
・この物語は、寝るときの恐怖と、それを鎮める方法について書かれています。

Mylisa LarsenとBabette Cole著：『How to Put Your Parents to Bed』(ニューヨーク：HarperCollins, 2016)
・子どもがあなたを寝かしつける練習をしたら、次はあなたが子どもを寝かしつける番です。これは魔法のように効果があります。

Karma WilsonとJane Chapman著：『くまさんはねむっています』(ニューヨーク：Margaret K. McElderry Books, 2002)
・子どもが他の人の寝顔や眠そうな様子、眠りにつく様子をみると、自分も眠くなります。

Deborah SosinとSara Woolley著：『Charlotte and the Quiet Place』(バークレー：Plum Blossom Books, 2015)
・静かな場所で呼吸に集中することで、シャーロットは気分がよくなります。そして、お子さんも落ち着くことでしょう。

Mary LogueとPamela Zagarenski著：『Sleep Like a Tiger』(ボストン：Houghton Mifflin Books for Children, 2012)

・動物がゆっくりと寝る準備をする様子を描いた物語です。

Linda SmithとMarla Frazee著：『Mrs Biddlebox』(ニューヨーク：HarperCollins, 2002)
・不機嫌になることも、眠くなると一転してホッとすることも、みんなが共感できます。日中の緊張をほぐすにはもってこいのお話です。

Margaret Wise BrownとClement Hurd著：『おやすみなさい　おつきさま』(ニューヨーク：HarperTrophy, 2010)
・この本は、うさぎがひとつひとつのものにおやすみなさいを言っていく様子を、静かで優しい音ややわらかい光など、眠りにつくためのきっかけになるような素敵な言葉で表現しています。

Sandra Boynton著：『The Going to Bed Book』(ニューヨーク：Little Simon, 2012)
・この本は、楽しくておバカな動物たちが、お風呂でゴシゴシ、ゴシゴシと歯をみがき、そして最後にゴロゴロと眠りにつくという、一日を締めくくるのにちょうどいい本です。

Ole RisomとRichard Scarry著：『I Am a Bunny』(ニューヨーク：Golden, 2010)
・冬(夜)に寄り添い、春(朝)に再び目覚める、甘くて優しい物語です。

Lisa McCourtとCyd Moore著：『I Love You, Stinky Face』(ニューヨーク：Scholastic, 2004)
・幼い息子の執拗な質問によって、母親の無条件の愛が試される様子を鮮やかに描いたベッドタイムストーリーです。

Georgiana DeutschとEkaterina Trukhan著：『10,9,8 … Owls up Late!: A Countdown to Bedtime』(カリフォルニア州サンディエゴ：Silver Dolphin Books, 2017)
・小さなフクロウたちが、一羽ずつ巣に向かって飛び立ちます。途中、眠気を誘う言葉がたくさん出てきて、「休む時間だよ」というフレーズが繰り返される、温かく、愛情あふれる物語です。

Chris Haughton著：『Goodnight Everyone』（マサチューセッツ州サマービル：Candlewick Press, 2016）
・小熊は一生懸命に起きていようとしますが、眠くなるのを我慢できません。

Dr. Seuss著：『Seuss's Sleep Book』（ニューヨーク：Random House, 2012）
・何十億もの生き物が眠りの中に漂っている変わった絵は非常に刺激的で、多くの子どもたちは最後まで読み進められないかもしれません。学齢期の子どもにはよい作品だと思われます。

Betsy ChildsとDan Olson著：『The Girl Who Got out of Bed』（アメリカ：Childpress Books, 2013）
・この物語に登場する博識なお父さんは、昔から伝わる「朝を迎えるためのコツ」を教えてくれます。お子さんがベッドから出ようとしないときは、読んでみてください。

著者からのメッセージ

保護者の皆様へ

おめでとうございます！ あなたは本書を読み終え、お子さんの将来にとってとても大きな一歩を踏み出しました。

今、あなたは子どもの睡眠のライフセーバーになるための力を得て、やる気に満ち溢れていることでしょう。行動し続けることで、身体的、行動的、精神的、社会的な全ての面で、よりよい結果を得ることができます。さらに、お子さんがぐっすり眠っていると、その家族も必要な睡眠をとることができるのです。

その一方で、挫(くじ)けそうになることがあるかもしれません。子どもの睡眠を最適化するためには、環境、行動、上気道の健康、専門家など、考慮すべき領域が非常に多く、結果の出ない日々が長く続くかもしれません。もしあなたが、そのような親の一人であるなら、安心してください。この本を読むことで、あなたはすでにお子さんの睡眠を改善するための第一歩を踏み出したことになるのです。多くの親が踏み出せていない一歩です。あなたは問題を特定し、この問題とその対処法を学ぶために時間を使ったのです。そして今、あなたは改善するための行動リストを手に入れました。

たしかに、行動リストはたくさんあるかもしれません。しかし、アフリカのことわざ「how to eat an elephant(大きいゴールを目指すには、ステップを一つひとつ実行していくことが大切)」のように、一歩一歩取り組んでいくことが大切です。まずは、お子さんの生活習慣と睡眠環境を改善することに目を向けましょう。多くの場合、これだけで大きく変わったことを実感するはずです。もし、2〜4週間経っても、問題が解決しないようであれば、この土台をもとに、医療従事者にお子さんの状態をみてもらうとよいでしょう。もちろん、初めから気になる症状がある場合には、すぐに専門医に相談しましょう。

睡眠や頭蓋顔面の発達、上気道障害に関する専門教育がまだ十分でないため、専門家に相談しても、もどかしさを感じることがあるかもしれません。しかし、「わかってくれる」専門家を1人みつけることができれば、その専門家のネットワークを介して、お子さんに合った治療計画をみつけることができます。これさえできれば、すでに行っている環境や行動の変化に加えて、その治療計画を追加することができるようになります。一歩ずつです。

お子さんの睡眠に時間をかけることは、お子さんの健康、成長、発達のためにできるもっとも大切なことのひとつです。さらに重要なことは、お子さんの幸せです。食事、運動、リラックス、睡眠は、私たちがコントロールできる健康の4本柱として、よく知られています。しかし、良質な睡眠がなければ、他の柱から最高の恩恵を受けることができない、ということはあまり知られていません。つまり、睡眠は他の健康の柱を支える柱なのです。

詳しくは、オンライン学習プラットフォーム「Well Slept Kids: Taking sleep wrecked kids to well sleep in three steps」(https://wellspoken.mykajabi.com/parents)をご覧いただくか、以下のリソースをご参照ください。

Web　www.wellspoken.com.au

Instagram・Facebook　@thekidssleeppuzzle

LinkedIn　sharon-wellspoken

子どもの睡眠のライフセーバーになることは、子どもの人生にとって、今日、そして将来のためにできる最高の投資のひとつです。それはなぜか？　子どもたちは皆、健康で幸せになるために必要な睡眠を毎晩とる権利があるからです。

シャロン・ムーア

2023年

謝辞

本を書くには、仲間が必要です。

夫と息子のアンドリュー、マックス、サム、引用文献の作成に協力してくれた息子のサミュエル、引用文献に関する賢明なアドバイスをくれた友人のキャス・マーティン、「Well Spoken」の仲間たち、図表の作成に協力してくれたケリー・ポッター、励ましてくれた友人、途中で大きなサポートをして本を実現させてくれたジャッキー・プリティとジーナ・デンホルム、小さな赤ちゃんの快眠支援の経験を寛大に共有してくれたトレイシー・ニューベリー、グラフィックデザインのブルーノ・ガッツォーニ。私をサポートしてくれた仲間たちに感謝を伝えます。

また、AAMSとAOMTの同僚、とくにマーク・モーラー、サマンサ・ウィーバー、パトリック・マキューンの専門的なサポートに感謝いたします。リシア・コセアニ・パスケイには原稿を読んでいただき、言語聴覚士、筋機能療法士、歯科衛生士として貴重な専門的フィードバックをいただきました。AACPオーストラリア支部のカレン・マック・クロイ博士には、専門的な編集を手伝っていただきました。そして、私にすばらしいインスピレーションを与えてくれた同僚たち、エスター・ビアンキーニ、ジョイ・モーラー、リカルド・サントス、リンダ・ドノフリオ、ダイアン・バールには、私の仕事をサポートをしていただきました。

最後になりましたが、この本のインスピレーションは、世界中の睡眠医が驚異的な臨床活動とたゆまぬ研究努力で、睡眠医学の分野の発展に貢献していることにあります。彼らは私がこれまで出会った中でもっとも素敵な人たちです。睡眠の問題による害について親にもっと理解してほしいという彼らの願いは、人々の日常生活にも反映されるはずです。『Sleep-Wrecked Kids』の序文を書いてくださったダニエル・ン博士に感謝いたします。

2014年、睡眠医学のパイオニアであるクリスチャン・ギルミノー博士が、気道と睡眠、そして筋機能の健康の重要な役割について、私の点と点を結んでくれました。彼は私の心に火をつけ、この本を書く原動力となりました。ギルミノー博士、ありがとうございました。

この本を世に出すためにご尽力いただいた皆様に感謝いたします。

シャロン・ムーア

著者プロフィール

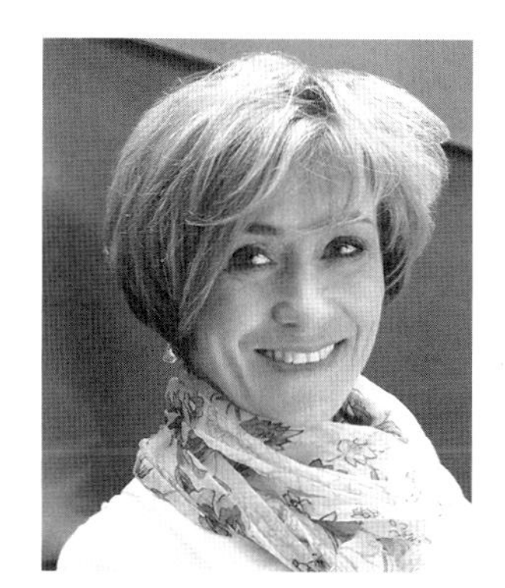

シャロン・ムーア氏は言語聴覚士と筋機能療法士として、コミュニケーションと嚥下障害の分野で40年にわたる臨床経験を持っています。彼女はオーストラリアとロンドンのさまざまな臨床現場で働いてきました。

現在は、キャンベラで診療所を開設し、あらゆる年齢層の患者を対象に診療を行なっています。また、キャンベラ睡眠クリニックの学際的チームの一員でもあります。口腔顔面の筋機能原理を従来の言語病理学に統合することで、呼吸、嚥下、咀嚼、発音、共鳴、発声、上気道閉塞に関連する睡眠の問題などを含む、上気道の障害を管理するためのユニークなアプローチが可能になります。

シャロン氏は、症候性・非症候性児の頭蓋顔面発育障害の早期発見、口腔顔面機能障害の併発、睡眠関連疾患における気道閉塞にとくに関心を持っています。

シャロン氏は、あらゆる年齢層における睡眠関連疾患の重大な影響が広く知られるようになった今こそ、医科・歯科・コメディカルがチームとして働くことが重要であると確信しています。睡眠関連疾患の管理における口腔筋機能療法の役割が世界的に認められ、上気道の治療が新たな時代を迎え、シャロン氏が選んだ臨床の方向性が確かなものになりました。

彼女は、親が正しい知識を身につけられるよう支援する絶好の機会は、子どもたちが学校に入る前だと考えています。

Sharon Moore　www.sleepwreckedkids.com、FB　@thekidssleeppuzzle、Instagram　@thekidssleeppuzzle。あなたがこの本を購入したことで、世界のどこかですばらしいことが起こっています。私たちは、Global Giving Initiative、B1G1.comのメンバーシップを通してそれを行っています。

監訳者・翻訳者略歴

[監訳者]

井上敬介　Keisuke Inoue

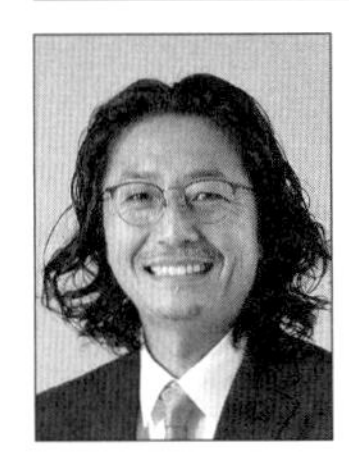

1997年　東京歯科大学卒業
2001年　東京歯科大学大学院
　　　　歯学研究科修了
2003年　東京歯科大学歯科補綴学
　　　　第三講座 助手
2005年　東京歯科大学歯科水道橋病院
　　　　補綴科 助手
2007年　医療法人真稜会
　　　　後藤歯科医院 院長
2010年　医療法人真稜会
　　　　I Dental Clinic 理事長・院長
2022年　日本小児口腔発達学会設立
　　　　代表理事

[訳者一覧(敬称略、50音順)]

小川裕一郎　Yuichiro Ogawa

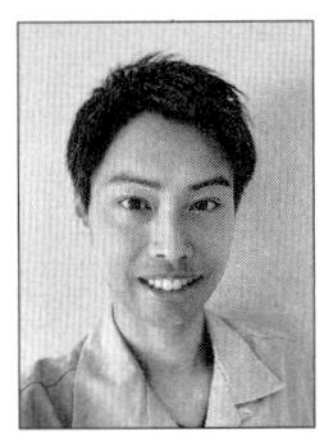

2013年　長崎大学歯学部卒業
2014年　長崎大学病院臨床研修課程
　　　　修了
2014年　医療法人ゆたか
　　　　わたなべ歯科クリニック勤務
2019年　医療法人ゆたか
　　　　We Dental Clinic 分院長
2023年　医療法人真稜会
　　　　I Dental Clinic勤務

川島大輝　Daiki Kawashima

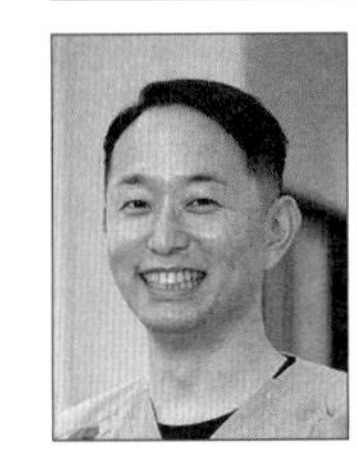

2014年　日本大学歯学部卒業
2015年　日本大学歯学部付属歯科病院
　　　　臨床研修プログラム修了
2021年　柏いろは歯科おとなこども歯科
　　　　開業

佐藤泰隆　Yasutaka Sato

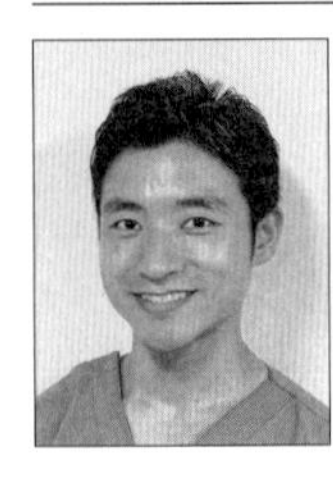

2012年　愛知学院大学歯学部卒業
2014年　愛知学院大学歯学部付属病院
　　　　臨床研修課程修了
2014年　すずむら歯科医院勤務
2021年　いわま歯科クリニック勤務
2023年　医療法人Aile
　　　　いわま歯科クリニック勤務

佐藤 涼　Ryo Sato

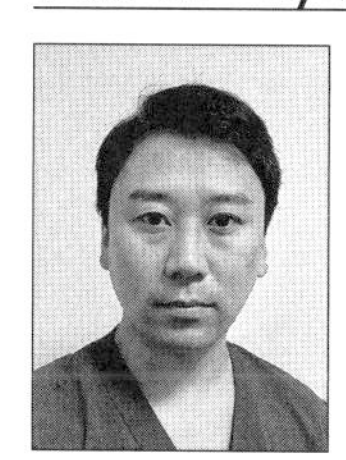

2014年　朝日大学歯学部卒業
　　　　一般歯科医院勤務を経て
2023年　かなお矯正・小児歯科
　　　　クリニック勤務

渡邊有沙　Arisa Watanabe

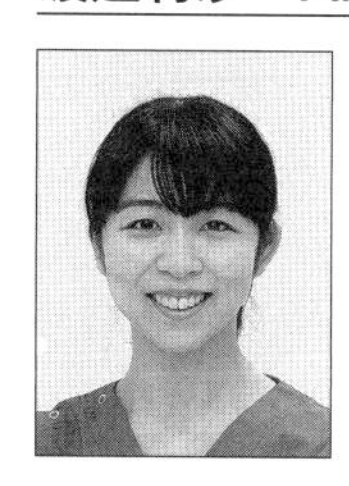

2013年　北海道大学歯学部卒業
2014年　名古屋大学附属病院
　　　　歯科口腔外科 研修医
2023年　名東すずらん歯科こども歯科
　　　　勤務

鈴木隆太郎　Ryutaro Suzuki

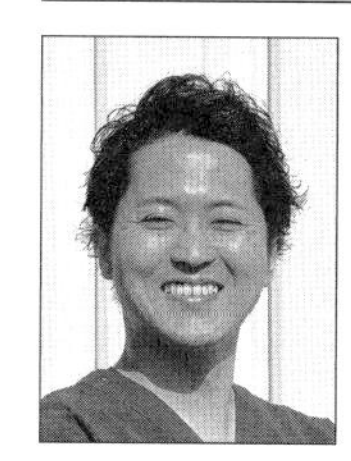

2014年　九州歯科大学歯学部卒業
2014年　愛知医科大学病院
　　　　歯科口腔外科卒後臨床研修
　　　　プログラム修了
2016年　医療法人尚志会林歯科医院
　　　　勤務

渡邉一樹　Kazuki Watanabe

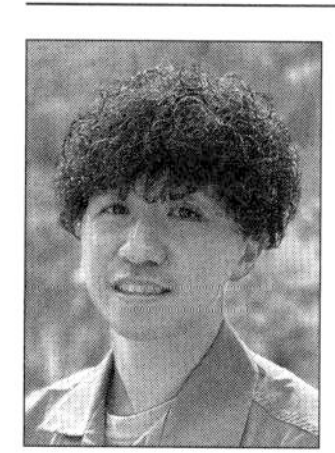

2018年　広島大学歯学部卒業
2019年　広島大学病院研修課程修了
2019年　医療法人En fleurs
　　　　アイリス歯科勤務
2022年　医療法人真稜会
　　　　I Dental Clinic勤務

山口陽子　Yoko Yamaguchi

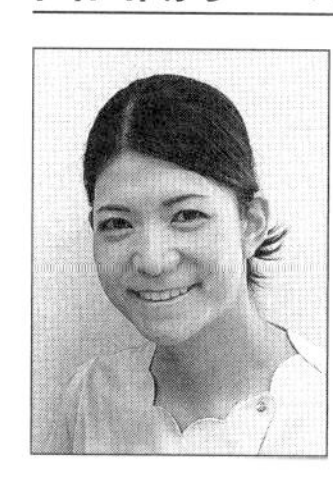

2014年　愛知学院大学歯学部卒業
2016年　医療法人月星歯科クリニック
　　　　勤務
2020年　医療法人優寿会
　　　　本山歯科医院勤務
2021年　井田歯科 副院長

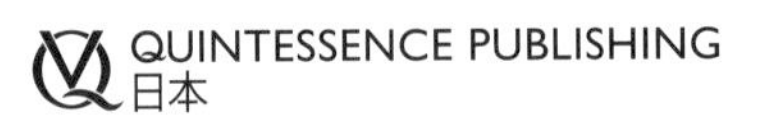

眠りで子どもは変わる

健康な子どもを育むメソッド

2023年9月10日　第1版第1刷発行

著　者　Sharon Moore

監　訳　日本小児口腔発達学会 / 井上敬介

訳　小川裕一郎 / 川島大輝 / 佐藤泰隆 / 佐藤 涼 /
鈴木隆太郎 / 山口陽子 / 渡邊有沙 / 渡邉一樹

発 行 人　北峯康充

発 行 所　クインテッセンス出版株式会社
東京都文京区本郷3丁目2番6号　〒113-0033
クイントハウスビル　電話(03)5842-2270(代表)
(03)5842-2272(営業部)
(03)5842-2284(編集部)
web page address　https://www.quint-j.co.jp

印刷・製本　サン美術印刷株式会社

Printed in Japan
ISBN978-4-7812-0961-6　C3047